W0269504

Verhandlungen

der

Deutschen Pharmakologischen Gesellschaft

Neunte Tagung

gehalten vom 25.—28. September 1929 in Münster i. W.

Herausgegeben von

Prof. Dr. **W. Heubner**-Düsseldorf und
Priv.-Doz. Dr. **B. Behrens**-Heidelberg

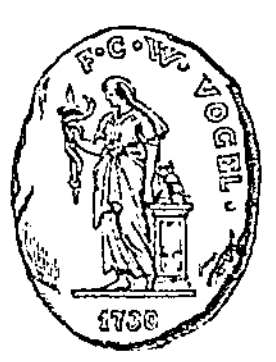

1929

Springer-Verlag Berlin Heidelberg GmbH

ISBN 978-3-662-33420-1   ISBN 978-3-662-33817-9 (eBook)
DOI 10.1007/978-3-662-33817-9
Softcover reprint of the hardcover 1st edition 1929

Inhaltsverzeichnis.

A. Geschäftliches.

B. Aus der Eröffnungsansprache

C. Referate.

D. Einzelvorträge.

1*

A. Geschäftliches.

Vorstand 1929/30.

(Wahl in Münster i. W. 1929.)

Vorsitzender: Prof. Dr. J. Schüller-Köln.
Stellvertretender Vorsitzender: Prof. Dr. P. Trendelenburg-Berlin.
Geschäftsführer: Prof. Dr. W. Lipschitz-Frankfurt.
        Prof. Dr. Flury-Würzburg.
        Prof. Dr. W. Heubner-Düsseldorf.
        Prof. Dr. C. G. Santesson-Stockholm.

Mitgliederliste
der Deutschen Pharmakologischen Gesellschaft.

Ehrenmitglieder.

1. Meyer, H. H., Geh. Rat Prof. Dr., Dr. phil. h. c., Wien XIX, Weimarerstr. 83.
2. v. Müller, Friedrich, Geh. Rat Prof. Dr., München, 2. Medizinische Klinik der Universität, Krankenhaus l./I.

Ordentliche Mitglieder.

3. Ach, Lorenz, Dr., Mannheim-Waldhof, Sandhoferstr. 116.
4. Aiazzi-Mancini, Mario, Prof. Dr., Siéna (Italien), Istituto di Farmacologia.
5. Ammelburg, Alfred, Dr., Dr. med. h. c., Direktor der Farbwerke vorm. Meister, Lucius & Brüning, Höchst a. M.
6. Amsler, Cäsar, Prof. Dr., Riga (Lettland), Pharmakologisches Institut der Universität, Kornwald-Boulevard 9.
7. Anitschkow, Prof. Dr., Direktor des Pharmakologischen Instituts der Militär-Medizinischen Akademie in Leningrad, Petropawlowskaya 4. W. 52.
8. Anton, Günther, Dr., Gießen, Medizinische Klinik der Universität.
9. Aschoff, L., Geh. Rat Prof. Dr., Freiburg i. Br., Jacobistr. 29.
10. Bachem, C., Prof. Dr., Bonn a. Rh., Pharmakologisches Institut, Wilhelmstraße 33.
11. Barkan, Georg, Prof. Dr., Dorpat (Estland), Pharmakologisches Institut.
12. Bauer, H., Dr., Köln, Pharmakologisches Institut der Universität, Zülpicherstraße 47.
13. Baur, Prof. Dr., Kiel, Pharmakologisches Institut der Universität.
14. Bayer, Gustav, Prof. Dr., Innsbruck, Müllerstr. 44 II.
15. Behrens, Behrend, Privatdozent Dr., Heidelberg, Steigerweg 51.
16. Benda, L., Dr., Dr. med. h. c., Mainkur bei Frankfurt a. M., Bismarckstr. 8.
17. v. Bergmann, Gustav, Prof. Dr., Berlin W 35, Medizinische Universitätsklinik, Kurfürstenstr. 54.
18. Bertram, F., Dr., Hamburg 33, Sek.-Arzt am Allgemeinen Krankenhaus Hamburg-Barmbeck.

19. Biehler, Wilh., Dr., Ludwigshafen a. Rh., Schillerstr. 78 II.
20. Bing, Richard, Dr. ing., Berlin-Halensee, Kurfürstendamm 92.
21. Blume, Dr., Bonn a. Rh., Pharmakologisches Institut, Wilhelmstr. 33.
22. Bock, J. C., Prof. Dr., Kopenhagen, Juliane Maries-veg 20.
23. Boedecker, Dr., i. Fa. J. D. Riedel-E. de Haën A.-G., Berlin-Britz, Riedelstr.
24. Boehringer, C. H., Sohn A.-G., Chemische Fabrik, Hamburg 5, Schmilinsky-straße 49.
25. de Boer, S., Prof. Dr., Amsterdam, Lomanstraat 51.
26. Bornstein, Prof. Dr., Hamburg 24, Krankenhaus St. Georg.
27. Bramigk, Fritz, Dr., Northville, Michigan U.S.A., 410 Main Street.
28. v. Braun, Prof. Dr., Frankfurt a. M., Beethovenstr. 14.
29. Bürgi, Emil, Prof. Dr., Bern, Pharmakologisches Institut der Universität, Freiburgerstr. 30.
30. Burchhardt, Dr., Leipzig S. 3, Steinstr. 5.
31. Bylsma, Prof. Dr., Utrecht, Ramstraat 21.
32. Cloetta, M., Prof. Dr., Zürich, Pharmakologisches Institut der Universität.
33. Cobet, Prof. Dr., Breslau 16, Medizinische Klinik der Universität, Hobrecht-ufer 4.
34. Corneli, Wilhelm, Dr. med et phil., Köln, Dasselstr. 47.
35. Curschmann, Prof. Dr., Wolfen (Kr. Bitterfeld), J. G. Farbenindustrie A.-G.
36. Devrient, W., Dr., Leverkusen, J. G. Farbenindustrie A.-G., Pharmazeutische Abteilung.
37. Dimitrijević, Ilija N., Dr., Belgrad, Pharmakologisches Institut der Uni-versität.
38. Doerr, Prof. Dr., Basel, Hygienisches Institut der Universität, Petersplatz 10.
39. Dohrn, Dr., Charlottenburg, Rüsternallee 34.
40. Dreyer, N. B., Dr., Montreal (Kanada), Mc Gill-University.
41. Edens, Prof. Dr., München-Ebenhausen, Ebenhausen-Sanatorium.
42. Eichholtz, Prof. Dr., Königsberg, Pharmakologisches Institut der Universi-tät, Coppernikusstr. 3—4.
43. Eichler, Dr., Gießen, Pharmakologisches Institut der Universität.
44. Ellinger, Philipp, Prof. Dr., Heidelberg, Mozartstr. 7.
45. Embden, Gustav, Prof. Dr., Frankfurt a. M., Souchaystr. 3.
46. Engel, Prof. Dr., Dortmund, Säuglingsheim, Elisabethstr. 14.
47. Engelhorn, Fr., Dr., i. Fa. C. F. Boehringer & Söhne, G. m. b. H., Mannheim-Waldhof.
48. Eppinger, Hans, Prof. Dr., Freiburg i. Br., Medizinische Klinik der Universität.
49. Felix, Kurt, Prof. Dr., München, II. Medizinische Klinik, Ziemssenstr. 1a.
50. Flamm, I., Dr., Leipzig, Pharmakologisches Institut der Universität.
51. Fleischhauer, Dr., Düsseldorf, Victoriastr. 17.
52. Flury, Prof. Dr., Würzburg, Pharmakologisches Institut der Universität, Köllikerstr. 2.
53. Forst, A. W., Privatdozent Dr. med. et phil., München, Pharmakologisches Institut, Nußbaumstr. 28.
54. Forster, A., Dr., Würzburg, Pharmakologisches Institut der Universität, Köllikerstr. 2.
55. Freund, Ernst, Prof. Dr., Wien III, Rudolf-Spital, Boerhavegasse.
56. Freund, Hermann, Prof. Dr. med. et phil., Münster, Pharmakologisches Institut der Universität, Westring 12.

57. Frey, E., Prof. Dr., Rostock, Pharmakologisches Institut der Universität.
58. Friedberger, Prof. Dr., Berlin-Dahlem, Forschungsinstitut für Hygiene und Immunitätslehre, Thiel-Allee 63.
59. Fritz, G., Privatdozent Dr., Berlin, Pharmakologisches Institut der Universität, Dorotheenstr. 28.
60. Fröhlich, Alfred, Prof. Dr., Wien IX, Pharmakologisches Institut der Universität, Währingerstr. 13 a.
61. Fromherz, K., Dr. med. et phil., Privatdozent an der Universität Freiburg i. Br., Basel (Schweiz), Chrischonastr. 56.
62. Fühner, Prof. Dr. med. et phil., Bonn, Pharmakologisches Institut der Universität, Wilhelmstr. 33.
63. Garcia, Faustino, Professor für Pharmakologie, Manila, Philippine Islands, College of Medicine, University of the Philippines.
64. Gehlen, W., Dr., Dresden A 19, Fischerstr. 9 II.
65. Geiger, Ernst, Dozent Dr., Pécs (Ungarn), Pharmakologisches Institut der Universität.
66. Geppert, Geh. Rat Prof. Dr., Gießen, Liebigstr. 34.
67. Geßner, Privatdozent Dr., Marburg a. L., Pharmakologisches Institut der Universität.
68. Girndt, Otto, Dr., Frankfurt a. M., Donnersbergstr. 34.
69. Glaubach, Susi, Dr., Wien IX, Pharmakologisches Institut der Universität, Währingerstr. 13 a.
70. Gluschke, Prof. Dr. med. vet., Berlin, Chemisches Institut der Tierärztlichen Hochschule.
71. Gordonoff, T., Privatdozent Dr., Bern, Pharmakologisches Institut der Universität.
72. Grab, Werner, Dr., Freiburg i. Br., Pharmakologisches Institut der Universität.
73. Grabbe, Carl, Dr. med., Göttingen, Albanikirchhof 5/6.
74. Graf, Privatdozent Dr. med. vet., Berlin NW 6, Pharmakologisches Institut der Tierärztlichen Hochschule, Philippstr. 13.
75. Grafe, Prof. Dr., Würzburg, Medizinische Klinik, Luitpoldspital.
76. Gremels, Dr., Berlin NW 7, Pharmakologisches Institut der Universität, Dorotheenstr. 28.
77. Grevenstuk, A. Th., Prof. Dr., Weltevreden, Java (Niederländisch-Ostindien), Pharmakologisches Institut der medizinischen Hochschule.
78. Griesbach, Privatdozent Dr., Hamburg, Rothenbaumstr. 30.
79. Gros, Prof. Dr. med. et phil., Leipzig, Pharmakologisches Institut der Universität, Liebigstr. 10.
80. Groß, Prof. Dr., Heidelberg, Wilckensstr. 16.
81. Gürber, A., Prof. Dr. med. et phil., Marburg a. L., Pharmakologisches Institut der Universität.
82. Haffner, F., Prof. Dr., Tübingen, Pharmakologisches Institut der Universität.
83. Handovsky, Hans, Prof. Dr., Göttingen, Herzberger Landstr. 38.
84. Hansen, Klaus, Prof. Dr., Oslo, Pharmakologisches Institut der Universität.
85. Hartung, Kurt, Dr. med. et phil., Dresden-Radebeul, Chemische Fabrik von Heyden.
86. Häusler, Privatdozent Dr., Graz, Pharmakologisches Institut der Universität, Kastelfelplatz 43.
87. Hecht, G., Dr., Elberfeld, J. G. Farbenindustrie A.-G.

88. Hermann, Siegward, Dr.-Ing., chem., Prag II, Mezibranská 11.
89. Hernando, J., Prof. Dr., Madrid, Paseo de Recoletos 25.
90. Herrmann, A., Dr., Hamburg 26, Hammerlandstr. 166/172.
91. Hesse, Erich, Prof. Dr., Breslau 16, Pharmakologisches Institut der Universität, Maxstr. 12.
92. Heubner, W., Prof. Dr., Dr. med. vet. h. c., Düsseldorf.
93. le Heux, Dr., Utrecht, Pharmakologisches Institut der Universität, Croeselaan 321.
94. Hildebrandt, Fritz, Prof. Dr., Gießen, Hofmannstr. 5.
95. Hintzelmann, Privatdozent Dr., Darmstadt, Elisabethenstr. 40.
96. Hoet, Prof. Dr., Löwen (Belgien), Pharmakologisches Institut der Universität.
97. Holste, A., Prof. Dr., Belgrad (Jugoslavien), Pharmakologisches Institut der Universität, Svetog Save ul 43.
98. Hörlein, Heinrich, Dr., Dr. med. h. c., Elberfeld, Direktor der pharmazeutisch-wissenschaftlichen Abteilung der J. G. Farbenindustrie A.-G.
99. Horsters, Hans, Dr. med. et phil., Halle a. S., Lindenstr. 86 I.
100. Hunt, Reid, Prof. Dr., Boston, Mass. (U. S. A.), Harvard-Medical-School, Department of Pharmacology.
101. v. Issekutz, B., Prof. Dr., Szeged (Ungarn), Calvariatér 5.
102. Jahn, Dr., Schmalkalden (Thüringen), Auergasse 32.
103. Jacobj, J. C., Geh. Rat Prof. Dr., Tübingen, Eugenstr. 5.
104. Jacoby, M., Prof. Dr., Berlin W 35, Derfflingerstr. 19.
105. Janssen, S., Prof. Dr., Freiburg i. Br., Pharmakologisches Institut, Katharinenstr. 29.
106. Jaquet, A., Prof. Dr., Basel, Pharmakologisches Institut der Universität.
107. Jarisch, Adolf, Prof. Dr., Innsbruck, Pharmakologisches Institut der Universität, Anatomiestr. 7.
108. Joachimoglu, G., Prof. Dr., Athen (Griechenland), Pharmakologisches Institut der Universität.
109. Jodlbauer, A., Prof. Dr., München, Tierärztliche Hochschule, Pharmakologisches Institut.
110. Johannessohn, Dr., Mannheim-Feudenheim, Nadlerstr. 40.
111. Kärber, Dr., Leipzig, Pharmakologisches Institut der Universität.
112. Kakinuma, K., Prof. Dr., Okayama (Japan), Medizinische Universitäts-Klinik.
113. Kapfhammer, Prof. Dr. med. et phil., Freiburg, Physiologisch-Chemisches Institut, Sautierstr. 2.
114. Keeser, Eduard, Privatdozent Dr. med., Regierungsrat, Berlin-Lichterfelde-Ost, Boothstr. 23.
115. Kerb, Joh., Dr., Danzig-Oliva, Alfredstraße.
116. Keßler, Ad., Dr. med. et phil., Shanghai, Leiter des Pharmakologischen Instituts der Tung-Chi-Universität, Paulun-Hospital, 22 A Burkill-Road.
117. Kionka, Prof. Dr., Jena, Pharmakologisches Institut der Universität.
118. Kisch, Bruno, Prof. Dr., Köln-Lindenthal, Physiologisches Institut, Lindenburg.
119. v. Knaffl-Lenz, Erich, Prof. Dr., Wien IX, Pharmakologisches Institut der Universität, Währingerstr. 13 a.
120. Köbner, E., Dr., Mannheim, Collinistr. 36.
121. Kötzing, E., Dr. med., Ludwigshafen a. Rh., Hohenzollernstr. 15.

122. **Kochmann, W.**, Prof. Dr., Halle a. S., Pharmakologisches Institut der Universität, Magdeburgerstr. 22a.
123. **Krahé, Ed.**, Dr., Köln a. Rh., Käsenstr. 15.
124. **Krayer**, Privatdozent Dr., Berlin NW 7, Pharmakologisches Institut der Universität, Dorotheenstr. 28.
125. **Kreitmair**, Dr., Darmstadt, Leiter der Pharmakologischen Abteilung, Chemische Fabrik E. Merck.
126. **Külz, Fritz**, Prof. Dr., Kiel, Pharmakologisches Institut der Universität.
127. **Labes**, Privatdozent Dr., Bonn, Pharmakologisches Institut der Universität, Wilhelmstr. 33.
128. **Langecker, Hedwig**, Privatdozent Dr., Prag II, Pharmakologisches Institut der Universität, Albertov 7.
129. **Langer, H.**, Dr., Charlottenburg 4, Mommsenstr. 12.
130. **Laquer**, Privatdozent Dr., Elberfeld, J. G. Farbenindustrie A.-G.
131. **Laqueur, E.**, Prof. Dr., Amsterdam, Pharmakologisches Institut der Universität, Polderweg 20.
132. **Laubender, W.**, Dr., Diez a. d. Lahn, Luisenstr. 17.
133. **Lautenschläger, E.**, Prof. Dr., Frankfurt a. M., Schumannstr. 7.
134. **Lehmann, Fritz**, Dr. med. et phil., München, Pharmakologisches Institut der Universität, Nußbaumstr. 28.
135. **Lendle**, Privatdozent Dr., Leipzig, Pharmakologisches Institut der Universität, Liebigstraße 10.
136. **Lenz, Emil**, Privatdozent Dr., Zürich, (im Winter) Dolderstr. 107; (im Sommer) Vulpara-Tarasp.
137. **Leschke, Erich**, Prof. Dr., Berlin W 15, Kurfürstendamm 66.
138. **Likhatscheff, Alexis**, Prorektor und Professor für Pharmakologie am Medizinischen Institut, Leningrad, Prosp. Volodarsky II.
139. **Liljestrand**, Prof. Dr., Stockholm, Pharmakologisches Institut der Universität.
140. **de Lind van Wyngaarden**, Prof. Dr., Bilthaven (Holland), Julianalaan 61.
141. **Lipmann, Fritz**, Dr. med. et phil., Berlin-Dahlem, Kaiser-Wilhelm-Institut für Biologie, Boltzmannstraße.
142. **Lipschitz, Werner**, Prof. Dr. med. e. phil., Frankfurt a. M., Pharmakologisches Institut der Universität, Weigertstr. 3.
143. **Loewe, S.**, Prof. Dr., Mannheim, Städtisches Krankenhaus.
144. **Loewi, O.**, Hofrat Prof. Dr., Graz (Steiermark), Pharmakologisches Institut der Universität.
145. **Lomnitz, Ernst**, Dr., Leverkusen bei Köln, Carl Duisbergstr. 331.
146. **Ludwig, Heinz**, Dr., Berlin-Tempelhof, Kaiserkorso 130.
147. **Macht, David J.**, Prof. Dr., Baltimore Md. U. S. A., Pharmakologisches Institut der Johns Hopkins University, Washington- and Monumentstr.
148. **Mancke**, Dr. med., Leipzig, Elsterstr. 9I.
149. **Mangold, E.**, Prof. Dr., Berlin N 4, Physiologisches Institut der Landwirtschaftlichen Hochschule, Invalidenstr. 42.
150. **Mansfeld**, Prof. Dr., Pécs (Ungarn), Pharmakologisches Institut der Universität.
151. **Mayer, Rudolf L.**, Dr., Breslau 16, Universitäts-Hautklinik, Maxstr. 1.
152. **Meier, Rolf**, Dr., Leipzig, Medizinische Klinik, Johannisallee 28.

153. **Menschel**, Dr., Zwickau (Sa.), Krankenstift.
154. **Meyer**, Curt H., Prof. Dr., Mannheim, Maximilianstr. 5.
155. **Miculicich**, M., Prof. Dr., Zagreb (Jugoslavien), Pharmakologisches Institut der Universität.
156. **Miyasaki**, Saburo, Prof. Dr., Tokio, Yotsuya, Kei-o Universität (Japan).
157. **Mobitz**, Prof. Dr., Freiburg i. Br., Medizinische Klinik der Universität, Albertstr. 4.
158. **Molitor**, Privatdozent Dr., Wien IX, Pharmakologisches Institut der Universität, Währingerstr. 13 a.
159. **Moser**, Hans, Dr., Landau (Pfalz), Adlerapotheke.
160. **Müller**, Franz, Prof. Dr., Charlottenburg 9, Westend, Kastanienallee 39.
161. **Noeggerath**, Prof. Dr., Freiburg i. Br., Kinderklinik der Universität.
162. **Noether**, Paul, Dr., Freiburg i. Br., Thurnseestr. 64.
163. **Nonnenbruch**, Prof. Dr., Prag II, I. Medizinische Klinik der Deutschen Universität. Havličkovo nám 24.
164. **Oehme**, Prof. Dr., Heidelberg, Direktor der Medizinischen Poliklinik, Hospitalstr. 3.
165. **Oppenheimer**, E., Dr., Hamburg 20, Kellinghusenstr. 2.
166. **Otto**, Georg, Dr., Breslau, Neudorfstr., i. Fa. J. G. Farbenindustrie A.-G.
167. **Paranjpe**, A. S., Prof. Dr., Prof. der Pharmakologie, Parel (Indien), Bombay 12, Seth Gordhandas. Medical College.
168. **Pavlović**, Radivoje A., Dozent Dr., Belgrad, Pharmakologisches Institut der Universität.
169. **Perger**, Hans, Dr., Hannover, Städtisches Krankenhaus I, Haltenhoffstr.
170. **Pfannenstiel**, W., Privatdozent Dr., Münster i. W., Sertürnerstr. 20.
171. **Pick**, E. P., Prof. Dr., Wien IX, Pharmakologisches Institut der Universität, Währingerstr. 13a.
172. **Pietrkowski**, G., Dr., Freiburg i. Br., Kaiserstr. 29.
173. **Planelles**, J., Dr., Madrid, Goya 63, 2°.
174. **v. Poehl**, A., Dr., Berlin-Charlottenburg, Niebuhrstr. 57.
175. **Pohl**, Julius, Geh. Rat Prof. Dr., Wandsbeck, Klopstockstr. 6.
176. **Poulsson**, E., Prof. Dr., Skøyen, Oslo, Statens Vitamin Institut.
177. **Pulewka**, Paul, Privatdozent Dr., Tübingen, Pharmakologisches Institut der Universität.
178. **Raymond-Hamet**, Prof. Dr., Paris, Laboratoire de Pharmacologie de la Faculté de Médicine. Rue de l'Ecole de Médecine.
179. **Rhode**, Dr., Köln-Riehl, Riehler Gürtel 66.
180. **Riesser**, Otto, Prof. Dr., Breslau 16, Pharmakologisches Institut der Universität, Maxstr. 12.
181. **Rigler**, R., Dr., Frankfurt a. M. — Höchst, J. G. Farbenindustrie A.-G.
182. **Risse**, Dr. med., Freiburg i. Br., Radiologisches Institut der Universität, Katharinenstr. 13.
183. **Rona**, P., Prof. Dr., Berlin W 62, Landgrafenstr. 8.
184. **Rössler**, Dr., Wien IX, Pharmakologisches Institut der Universität, Währingerstr. 13a.
185. **Rost**, E., Geh. Rat Prof. Dr., Berlin-Dahlem, Bötticherstr. 14 (Reichsgesundheitsamt).
186. **Rothlin**, Privatdozent Dr., Basel, Chemische Fabrik »Sandoz«.
187. **Rothmann**, Dr., Heidelberg, Häusserstr. 8.

188. Ruickoldt, Privatdozent Dr., Rostock i. M., Pharmakologisches Institut der Universität.
189. Sachs, H., Prof. Dr., Heidelberg, Bergstr. 55.
190. Salomon, Kurt, Dr. med. et phil., New York N. Y., Rockefeller Institut for medical research, 66th street.
191. Sanders, R., Dr. med., Gießen, Pharmakologisches Institut der Universität.
192. Sandoz, Firma: Chemisch-pharmazeutische Fabrik A.-G., Nürnberg.
193. Santesson, C. G., Prof. Dr., Stockholm, Karolinsches Institut.
194. Schaumann, Dr., Wiesbaden, Kapellenstr. 13.
195. Schlossmann, Hans, Privatdozent Dr., Düsseldorf, Pharmakologisches Institut der Medizinischen Akademie, Moorenstr. 5.
196. Schmidt, K. F., Prof. Dr., Ludwigshafen a. Rh., Bleichstr. 97, i. Fa. Chem. Fabrik Knoll & Co.
197. Schoeller, W., Prof. Dr., Berlin N 39, i. Fa. Schering-Kahlbaum A.-G., Müllerstr. 170—171.
198. Schoen, Privatdozent Dr., Leipzig, Südstr. 11.
199. Schotte, Herbert, Dr., Reinickendorf-Ost, Straße 31, Nr. 18.
200. Schübel, Konrad, Prof. Dr. med. et phil., Erlangen, Pharmakologisches Institut der Universität.
201. Schulemann, Werner, Dr. med. et phil., Vohwinkel-Hammerstein, Bismarckstr. 99.
202. Schüller, J., Prof. Dr., Köln a. Rh., Zülpicherstr. 47.
203. Schultz, Ottokarl, Dr. med. et vet., Grebenstein, Leiter des Milchwirtschaftlichen Laboratoriums.
204. Seel, Hans, Privatdozent Dr., Halle a. S., Pharmakologisches Institut der Universität.
205. Seyderhelm, Prof. Dr., Frankfurt a. M., Krankenhaus zum Heiligen Geist.
206. Sieburg, E., Prof. Dr., Hamburg 13, Mittelweg 30.
207. Sluyters, A., Dr., Ravenstein bei Nijmegen (Niederlande).
208. Spiro, Prof. Dr., Basel, Physiologisch-Chemische Anstalt der Universität.
209. Spiro, Paul, Privatdozent Dr., Frankfurt a. M., Städt. Krankenhaus, Med. Poliklinik, Eschenbachstr.
210. Starkenstein, Emil, Prof. Dr., Prag II, Pharmakologisches Institut der Deutschen Universität, Albertov 7.
211. Staub, H., Dr., Düsseldorf, Pharmakologisches Institut der Medizinischen Akademie.
212. Steidle, H., Privatdozent Dr., Würzburg, Pharmakologisches Institut der Universität.
213. Steppuhn, O., Prof. Dr., Moskau, Nikolskaya 15. Chemisch-pharmazeutisches Forschungsinstitut. Abt.: Experimentelle Pathologie und Pharmakologie.
214. Stoll, A., Prof. Dr., Arlesheim b. Basel, Bildstöckliweg 11.
215. Storm van Leeuwen, Prof. Dr., Leyden (Holland), Pharmakol.-therapeutisches Institut, Rapenburg 22.
216. Stransky, Emil, Dr., Karlsbad, Haus Continental.
217. Straub, Hermann, Prof. Dr., Göttingen, Medizinische Klinik der Universität.
218. Straub, W., Geh. Rat Prof. Dr., Dr. phil. h. c., München, Pharmakologisches Institut der Universität, Nußbaumstr. 28.
219. Stroß, Dr., Prag II, Pharmakologisches Institut der Deutschen Universität, Albertov 7.

220. Taubmann, Dr., Breslau, Pharmakologisches Institut der Universität.
221. Thielmann, Friedrich, Dr., Köln, Pharmakologisches Institut der Universität, Zülpicherstr 47.
222. Thomas, Karl, Prof. Dr., Leipzig, Liebigstr. 16.
223. Thoms, H., Geh. Rat Prof. Dr., Berlin-Steglitz, Hohenzollernstr. 6.
224. Tiffeneau, Prof. Dr., Paris VI, Faculté de Médecine, Hôtel Dieu.
225. Trendelenburg, Paul, Prof. Dr., Berlin NW 7, Neue Wilhelmstr. 15.
226. Tscherkess, A., Dr., Charkow (Ukraine), Sunskaya 41, Staatliches Medizinisches Pharmakologisches Institut.
227. Uhlmann, Privatdozent Dr., Basel, Grenzacherstr. 116.
228. Velázquez, Dr., Madrid, Alonso Cano 4—3 II.
229. von den Velden, Prof. Dr., Berlin W 30, Bambergerstr. 49.
230. Verney, E. B., Prof. Dr., London N 3, 28 Clifton Avenue.
231. Voegtlin, Prof. Dr., Washington, Hygienic. Laboratory, U. S. Public Health Service. 254, E.
232. Wagenfeld, Ernst, Dr., Münster i. W., Pharmakologisches Institut der Universität, Westring 12.
233. Walbaum, H., Prof., Canton (China), Pharmakologisches Institut der Sunyathen-Universität.
234. Wasicky, R., Prof. Dr., Wien IX, Pharmakognostisches Institut der Universität, Währingerstraße 13 a.
235. Watt, Prof. Dr., Johannesburg, Milner Park, University of Witwatersrand. Department of Pharmacology.
236. Weese, Hellmut, Privatdozent Dr., J. G. Farbenindustrie A.-G., Pharmakologische Abt., Elberfeld, Gartenstr. 55.
237. Weil, Konrad, Dr., Berlin-Adlershof, Glienickerweg 10.
238. Wels, Prof. Dr., Greifswald, Pharmakologisches Institut der Universität.
239. Werner, Felix, Dr. med., Bad Mergentheim a. d. Tauber, Edelfingerstr.
240. Wiechmann, E., Privatdozent Dr., Köln-Lindenthal, Lindenburg, Innere Klinik.
241. Wieland, Gertrud, Dr., Neckargemünd, Bahnhofstr.
242. Winternitz, Prof. Dr., Halle a. S., Margaretenstr. 20.
243. Witting, F., Dr. med., Berlin-Zehlendorf-West, Dessauerstr. 16.
244. Wolff, L. K., Dr., Amsterdam, P. C. Hoofstr. 146.
245. Wolff, Paul, Privatdozent Dr., med. et phil., Berlin NW 87, Altonaerstr. 7.
246. Zak, E., Dozent Dr., Wien IX, Wiederhofergasse 7.
247. Zipf, K., Privatdozent Dr., Münster i. W., Pharmakologisches Institut der Universität, Westring 12.
248. Zondek, S. G., Prof. Dr., Berlin NW 6, II. Medizinische Klinik der Charité.
249. Zörkendörfer, Karl, Med.-Rat Prof. Dr., Marienbad.

Geschäftssitzung.

Die Sitzung fand statt Freitag, den 27. September 1929, nachmittags um 5 Uhr in den Räumen des Pharmakologischen Institutes in Münster.

Anwesend vom Vorstand die Herren:

W. Heubner (Vorsitzender), P. Trendelenburg (stellvertretender Vorsitzender), F. Flury, C. G. Santesson, J. Schüller.

Tagesordnung.

1. Geschäftliches.
2. Wahl.
3. Zeit und Ort der nächsten Tagung.
4. Verschiedenes.

Zu 1. Herr Behrens erstattet den Jahresbericht. Die Zahl der Mitglieder hat sich weiter auf 249 gehoben, die Kasse schließt ab mit einem Bestand von 2174,16 Rm. Die Einnahmen betrugen 1739,56 Rm, die Ausgaben 1864,90 Rm. Der Rechnungsbericht wird von zwei Rechnungsprüfern, den Herren Baur und Fühner geprüft und für richtig befunden.

Zu 2. An Stelle des durch Tod ausgeschiedenen Geschäftsführers Hermann Wieland wird Herr Lipschitz einstimmig in den Vorstand gewählt (§ 8 der Satzungen).

Zu 3. Als Tagungsort für 1930 wird Königsberg/Pr. gewählt. Die Tagung soll unmittelbar vor oder nach der Naturforscherversammlung abgehalten werden.

Zu 4. Der Vorsitzende berichtet über eine gemeinsam mit der »Gesellschaft für innere Medizin« geplante Eingabe wegen eines Spezialitätengesetzes. Die Versammlung autorisiert Herrn Fühner, eine von ihm geplante Zeitschrift »Sammlung von Vergiftungsfällen« »im Auftrage der Pharmakologischen Gesellschaft« herauszugeben, soweit damit rechtliche Bindungen nicht übernommen werden. Die Versammlung billigt die vom Vorstande mit der »Deutschen Ge-
sellschaft für Gewerbehygiene« getroffene Vereinbarung zwecks gegenseitiger Fühlungnahme bei der Organisierung beiderseits interessierender Tagungen. Ein Antrag auf Zulassung von Ausstellungen industrieller Firmen bei den Tagungen der Gesellschaft wird abgelehnt.

Der Vorstand wählte für das Jahr 1929/30 zum Vorsitzenden Herrn J. Schüller-Köln, zum stellvertretenden Vorsitzenden Herrn P. Trendelenburg-Berlin, zum Geschäftsführer Herrn W. Lipschitz-Frankfurt.

———

B. Eröffnungsansprache.

In seiner Eröffnungsansprache nahm der Vorsitzende Gelegenheit, die deutsche Gesellschaft für Lichtforschung willkommen zu heißen, ihr für ihre erfolgreichen Bemühungen zur Vereinigung der beiden Tagungen zu danken, und gedachte der verstorbenen Mitglieder Hermann Wieland, Wilhelm Wiechowski, Edwin Stanton Faust und Wilhelm Roehl mit folgenden Worten:

Nachdem wir alle begrüßt haben, die uns durch ihre Gegenwart beehren, könnten wir an unser sonniges Thema gehen, wenn nicht mancher von denen, die wir gewohnt waren gegenwärtig zu sehen, heute fehlen müßte, weil er nicht mehr im Licht der Sonne wandelt. Es scheint mir Bestimmung zu sein, dem Tode guter Freunde und hochgeschätzter Kollegen letzte Worte weihen zu müssen, wie es in den vergangenen Jahren allzuoft der Fall war. So hatte ich auch vor 2 Jahren in Würzburg als stellvertretender Vorsitzender unserer Gesellschaft unseres damaligen Vorsitzenden Magnus zu gedenken und muß heute als Vorsitzender wiederum den Verlust eines der wichtigsten, ja überhaupt des wichtigsten Funktionärs unserer Gesellschaft beklagen, unseres Schriftführers Hermann Wieland. Aus innerem Interesse, mit der ihm eigenen Opferfreudigkeit hatte er vor 2 Jahren dies Amt übernommen und mit Regsamkeit und Iniative, sowie mit Korrektheit und Pünktlichkeit geführt. Unsere Gesellschaft ist ihm viel Dank schuldig und wird noch manche Gedanken weiter zu führen häben, die er angeregt hat. Aber Sie alle wissen, daß nicht dieses Amt es war, das Hermann Wieland seine Stellung in unserer Gesellschaft wie in der Welt gegeben hat. Sein gedankenreicher Kopf und sein Herz auf dem rechten Fleck, die erwarben ihm unsere Anerkennung wie unsere herzliche Freundschaft. Seine wissenschaftlichen Erfolge sind uns allen geläufig, von seinen interessanten Untersuchungen am Atemzentrum der Tauben an über die Gallensäurearbeiten bis zum Lobelin und Narcylen, die ja auch zu hervorragender praktischer Bedeutung gelangten und Wielands Namen weit über die Fachkreise hinaus in der Welt bekannt machten. Uns alle berührt die tiefe Tragik, daß gerade dieser so stark an der Therapie interessierte Mann in allzu jungen Jahren von einer Krankheit — Leukämie — befallen wurde, gegen die es kein, wenigstens noch kein Heilmittel gibt; sie verkürzte diesem schaffensfreudigen Menschen das Leben um 2 Jahrzehnte bester Kraft. Wir bewundern die Gattin, auch ein Mitglied unserer Gesellschaft, um ihren Heldenmut, mit dem sie, Ehefrau und Ärztin zugleich, schweigend dem unabwendbaren Verlauf der Krankheit zusah und dabei den Kranken über die Natur seines Leidens zu täuschen vermochte. Mit ihr empfinden wir den tiefen Schmerz um den Verlust eines solchen Mannes und schauen ratlos um uns, wenn wir uns fragen, wer ihn uns ersetzen könnte. So klug und dabei selbstlos gütig, so temperamentvoll und dabei sachlich werden uns nicht allzuviele geboren.

Aber Wieland war nicht der einzige, den uns das letzte Jahr geraubt hat. Schärfer umrissen und als ein noch mächtiger schaffender Geist steht Wilhelm Wiechowski vor uns, dem man genialische Züge zusprechen darf, auch wenn man Vorsicht bei der Anwendung starker Epitheta liebt. Genialisch war das lodernde Temperament in ihm, das hinreißend und begeisternd auf seine Freunde und Schüler wirkte, das den Diskussionen in unserer Gesellschaft so oft Farbe und Stimmung gab, das freilich auch ihn selbst hinriß bis zu Unvorsichtigkeiten; genialisch war das vielseitige Interesse und die stete Bereitschaft zum Einsatz der ganzen Persönlichkeit für jedes dieser Interessen, genialisch war die Arbeitskraft, das Arbeitstempo und die Arbeitsfreude, die diesen unermüdlichen Mann im wahrsten Sinne des Wortes Tag und Nacht im Laboratorium festbannte, genialisch auch der Fluch, der wie ein mephistophelischer Pakt seine Lebensbahn aus ihrer stolzen Kurve bog und in den letzten Jahren steil niederführte bis zu einem viel zu frühen Ende. »Welch edler Geist ist hier zerstört«, hat wohl mancher im stillen geklagt, der diesen begnadeten Mann in seiner letzten Lebensperiode erlebte. Heute, wo sich dies Schicksal erfüllt hat, geziemt es sich vor allem dessen zu gedenken, daß es ein edler Geist war, und stolz darauf zu sein, daß er der unsere war. Was er der Welt geschenkt hat an wissenschaftlichen Werten, sowohl an neu entdeckten Tatsachen wie an fruchtbaren Gedanken, ist hohes Gut. Für immer wird sein Name verknüpft bleiben mit der Aufklärung des Purinstoffwechsels, und was die Arbeiten seines Instituts über die Wirkungen der Ernährung und der Mineralwässer auf den Mineralstoffwechsel ermittelt haben, hat langgeglaubte Meinungen umgestürzt und neue Probleme aufgezeigt. Was er als statische Wirkungen abgegrenzt hat, ist dem verwandt, was in dem Referat des Herrn Walbum behandelt werden wird, und dürfte sich noch fernerhin fruchtbar erweisen. Mit einem Wort nur erinnere ich an das, was Wiechowski, gleich vorbildlich an Erfindungsgabe wie an peinlichster Exaktheit, auf vielen Gebieten unserer Methodik geschaffen hat und welche Schule er uns hinterließ. Auch sein Verlust ist zu den schwersten zu zählen, die unsere hartgeprüfte Pharmakologie getroffen hat. Mag auch der leibliche Tod dieses Mannes nur noch einen Teil seines ursprünglichen geistigen Reichtums mit hinweggenommen haben — daß er uns verloren ging, läßt uns verarmt zurück. Und unser Schmerz ist nur größer, wenn uns sein Schicksal als ein solches erscheint, das vielleicht — wer will es wagen, darüber zu urteilen — vielleicht hätte abgewendet werden können.

Um so eindeutiger war es bei dem dritten, den wir in diesem Jahre betrauern, daß sein Schicksal seinen Lauf nehmen mußte, nachdem die ärztliche Diagnose — Lungenkrebs — einmal gestellt war: Edwin Stanton Faust. Als wir zuletzt in Hamburg zusammen waren, hörten wir wohl, er sei krank, doch ahnten wir nicht, daß uns daheim schon die Todesbotschaft erwartete. Auch er hatte freilich den Höhepunkt seines Lebens überschritten, trotzdem seine Jahre das nicht völlig rechtfertigten. Nachdem er schon während des Weltkrieges sich unter dem Druck einer rätselhaften Erkrankung langsam von seinem Würzburger Lehrstuhl gelöst hatte, um in der größeren Abgeschlossenheit eines Fabriklaboratoriums weiter zu arbeiten, war er in den letzten Jahren mehr und mehr ein Freund der Einsamkeit geworden und blieb nur noch mit wenigen Menschen in näherer Verbindung. So haben wir ihn auch seit Jahren nicht mehr auf unseren Versammlungen gesehen, obwohl er in der ersten Zeit nach Gründung unserer Gesellschaft mehrfach teilnahm. Auch von seinen Arbeiten gehören die wichtigsten für unser Fach der Vorkriegszeit an; mehrere von ihnen haben grundsätzliche Bedeutung, wie z. B. der Nachweis der Morphinzerstörung im gewöhnten Hunde, die Darstellung der Schlangen- und anderer tierischer Gifte, auch einiger Bakteriengifte in gereinigter Form. Durch mehrfache buchmäßige Darstellungen des Gebietes der tierischen Gifte ist Faust der Klassiker dieses Zweiges der Wissenschaft geworden. Auch er hat während der relativ wenigen Jahre seiner selbständigen akademischen Wirksamkeit tüchtige Schüler in großer Zahl angezogen, wozu ihn neben seinen Kenntnissen seine gewinnende und liebenswürdige Persönlichkeit besonders befähigte. So ist uns auch sein endgültiges Scheiden ein schmerzlicher Verlust und macht uns fühlen, wie wenig die deutsche Pharmakologie vom Glück begnadet ist.

Und doch bin ich noch nicht am Ende: Noch einer ging in diesem Jahre in jugendlichem Alter unerwartet von uns, und wiederum einer, der an hervorragender Stelle erfolgreich wirkte: Wilhelm Roehl. Er kam aus Paul Ehrlichs Schule, doch aus jener Schaffensepoche dieses vielseitigen Mannes, als er sich pharmakologischen Problemen zugewandt hatte, wenn er sie auch chemotherapeutische nannte. Nur zeitweilig arbeitete Roehl auch auf physiologisch-chemischem Gebiete, im ganzen blieb er den Bahnen seines Meisters treu und übernahm von ihm zwei Eigenschaften, die auf dem Gebiete der sogenannten Chemotherapie vielleicht noch unerläßlicher sind, wie überhaupt in der Experimentalwissenschaft: Geduld und Unermüdlichkeit. Sie brachten ihm auch schöne Erfolge, gekrönt durch das Germanin und Plasmochin, nachdem er mit den großen Mitteln der Elberfelder Farbenfabriken ein eigenes Laboratorium eingerichtet und lange Jahre in Betrieb gehalten hatte. Wir alle erinnern uns noch mit Freude des schönen Referates, das uns Roehl vor 3 Jahren in Düsseldorf gehalten hat, und in dem er uns zeigte, wie auch auf unserem Gebiete während der stillen, schweigsamen Arbeit in den Fabriklaboratorien Gedanken über die Theorie der Wirkungen reifen, gerade über die Fragen, die den Kern unserer Wissenschaft bilden. Auch von Roehl dürfen wir sagen, daß er in seiner Eigenart, seiner besonderen Begabung, Entwicklung und Interessenrichtung kaum oder gar nicht ersetzbar ist. In der Wissenschaft, wie unter uns, hinterläßt er eine schmerzlich empfundene Lücke.

Vier Männer solcher Prägung und solchen Ranges in einem Jahre! Alle vier weit vor der normalen Schwelle des Alters dahingerafft, keiner noch 60 Jahre und zwei weit unter 50 Jahren alt. Wir können es nicht anders empfinden, denn als schwere Belastung unseres Faches und damit unserer Gesellschaft durch Unglück. Es entspricht einem tiefen Empfinden der Klage, der Trauer und des Schmerzes, wenn wir unsere entschlafenen Kollegen und Freunde in treuem Gedenken ehren.

Je mehr aus unseren Reihen abtreten, um nicht wiederzukommen, um so dringender empfinden wir den Wunsch und den Zwang, all diese geistigen Interessen, die das Leben der Verstorbenen erfüllten und noch dem unseren

Inhalt geben, weiter getragen zu wissen durch junge Kräfte, denen die Zukunft gehört — junge Menschen, aber wirkliche Kräfte, die wir denen vergleichen dürfen, die bisher unsere Wissenschaft entwickelt haben. Überall in der deutschen Medizin hören wir Klagen, daß die Neigung zur theoretischen Wissenschaft bei den besten Köpfen nicht allzu groß ist. Auch bei uns taucht die Sorge auf: wer kann die schweren Verluste ersetzen, die uns Schlag auf Schlag getroffen haben? Es handelt sich nicht um die Ausfüllung von Plätzen, die im Staatsgefüge oder Fabrikbetriebe da sind und besetzt werden müssen; dafür läßt sich ja stets Rat schaffen, und je größer das Verhältnis von freien Stellen zu Bewerbern, um so besser für diese. Aber für das Geistige, das uns am Herzen liegt, das unserer Gesellschaft allein Wert und Sinn verleiht, ist gerade das umgekehrte Verhältnis günstig, ja vielleicht notwendig. Darum lassen sie mich mit dem Wunsche schließen, daß unsere diesjährigen Verhandlungen recht vielen hochbegabten jungen Leuten eine Lockung bieten mögen, die Wissenschaft der Pharmakologie zu ihrer Lebensaufgabe zu machen.

C. Referate.

1. B. Gudden (Erlangen): Theoretisches über chemische Strahlenwirkungen. (Mit 7 Abb.)

Das folgende Bild unserer gegenwärtigen Anschauungen vom Mechanismus chemischer Strahlenwirkungen kann notgedrungen nur skizzenhaft sein. Es kommt darauf an, unter Verzicht auf Vollständigkeit und Strenge die wesentlichen Züge herauszuarbeiten, um eine Grundlage für das Verständnis zu geben.

Zur Einführung erscheint es wünschenswert, einige Tatsachen über das Wesen der gewöhnlichen chemischen Reaktionen, der Dunkelreaktionen, an die Spitze zu stellen, um in ihrem späteren Vergleich mit den Lichtreaktionen die Sonderstellung dieser besser verdeutlichen zu können.

Eine chemische Dunkelreaktion wird außer durch die reagierenden Moleküle noch durch eine Reihe weiterer Größen gekennzeichnet:

Erstens durch die Wärmetönung, die positiv (exotherme Reaktion) oder negativ (endotherme Reaktion) sein kann. Man bezieht sie jeweils auf gleiche Anzahl von Molekülen (Grammoleküle oder Mole, d. h. je $6 \cdot 10^{23}$ Moleküle). Die Wärmetönungen betragen zwischen einigen Hundert und einigen Hunderttausend gr-Kalorien/Mol.

Zweitens durch das Gleichgewicht bzw. die Affinität. Ein chemischer Umsatz verläuft im allgemeinen Fall nicht völlig einseitig, sondern nur bis zu einem Gleichgewicht, in dem jederzeit ebensoviel Umsätze in der einen wie in der anderen Richtung ablaufen. Außerhalb des Gleichgewichtes wird die Richtung des Umsatzes unabhängig davon, ob die Wärmetönung positiv oder negativ ist, lediglich dadurch bestimmt, bei welcher Richtung äußere Arbeit geleistet werden kann. Dies hängt nicht nur von der Temperatur, sondern auch vom Mengenverhältnis der Reaktionsteilnehmer ab, ist also keineswegs für die betreffenden Moleküle als solche bestimmt.

Drittens durch die Reaktionsgeschwindigkeit. Sie kann trotz großer positiver Wärmetönung und hoher Affinität verschwindend klein sein (beispielsweise bei der Knallgasvereinigung) und in anderen Fällen trotz negativer Wärmetönung und geringer Affinität bemerkenswert groß sein (beispielsweise für die Joddampfdissoziation bei 1000°).

In doppelter Weise läßt sich die Reaktionsgeschwindigkeit in weitesten Grenzen erhöhen: a) durch Temperatursteigerung; im allgemeinen verdoppelt sie sich bei etwa 10° Temperaturerhöhung von Zimmertemperatur aus. b) Durch Katalysatoren, d. h. geringfügige Zusätze verschiedenster Art, die in der Reaktion nicht verbraucht werden; Wärmetönung und Affinität werden durch Katalyse nicht beeinflußt.

Das Verständnis beider Beeinflussungsmöglichkeiten wird durch den Begriff der Energieschwelle eröffnet.

Damit ein Umsatz stattfindet, müssen sich die reagierenden Moleküle treffen, in vielen Fällen sogar wahrscheinlich in bestimmter räumlicher Anordnung; die Erfahrung zeigt aber, daß der Zusammenstoß allein — selbst mit der Nebenbedingung bestimmter Anordnung — nicht genügt, sondern es muß die wechselseitige Energie einen bestimmten für jeden Umsatz kennzeichnenden Schwellenwert übersteigen: Eine vorhandene Bindung muß erst gelockert werden, ehe eine neue, wenn auch festere, eingegangen werden kann.

Diese Schwellenwerte können bei freien Atomen, Atomgruppen und Ionen verschwindend klein sein, so daß bei diesen vielfach jeder Zusammenstoß zur Reaktion führt; sie können aber auch beträchtliche Werte annehmen, beispielsweise bei N_2-Reaktionen weit über 100 000 cal/mol. Bei Dunkelreaktionen ohne Katalysator muß die Energie zur Überwindung der Schwelle von der Wärmeenergie also vor allem der kinetischen Energie der Moleküle bestritten werden. Dabei ist aber keineswegs die mittlere Molekularenergie maßgebend, die der absoluten Temperatur proportional ist. Sie entspricht für ein einatomiges Gas bei Zimmertemperatur nur rund 600 cal/mol — die Größenordnung ist auch für beliebige mehratomige Moleküle und andere Aggregatzustände dieselbe —, könnte also nur sehr kleine Schwellen überwinden, und eine Temperatursteigerung um 10° erhöht diese Energie nur um 4%.

Es handelt sich jedoch gar nicht um die mittlere Energie, sondern es besteht um diese herum eine Verteilung (vgl. Abb. 1). Die verhältnismäßig

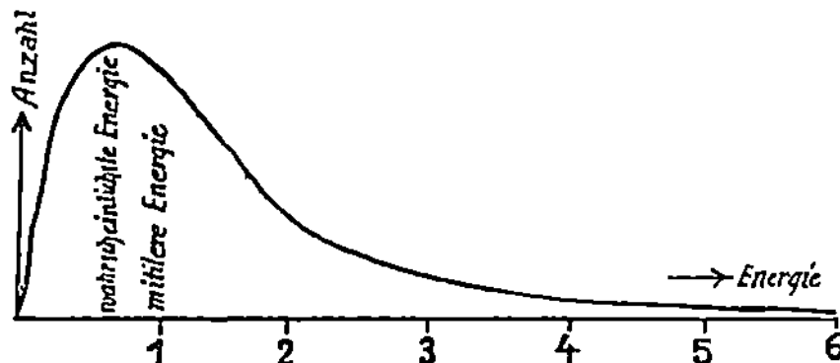

Abb. 1. Verteilung der molekularen Energien um die mittlere, deren Maß die absolute Temperatur ist (vgl. auch Tabelle 1).

seltenen Moleküle hoher Energie sind die Träger der chemischen Umsätze mit merklicher Schwelle und ihre Anzahl für eine bestimmte hohe Energie wächst exponentiell mit der Temperatur.

Man kann sich die hier vorliegenden Verhältnisse in einem rohen Bilde veranschaulichen, wenn man an Stelle der Moleküle und ihrer chemischen Energien Kugeln im Schwerefelde betrachtet, wie an Abb. 2 (s. S. 20) erläutert werden kann. Man denke sich ein zylindrisches Gefäß, dessen Längsschnitt in der Abb. 2 gezeichnet sei. Die stabilste Lage für hineingeworfene Schrotkugeln ist zweifellos die tiefste Stelle; infolge der Rillen können sich aber solche Kugeln auch in verschiedenen höheren Lagen halten und werden nur bei mehr oder minder starkem Schütteln (entsprechend Temperatursteigerung) oder Erniedrigung der Schwellen (entsprechend Katalyse) die tiefste Lage nach und nach erreichen. Bei starker und stärkerer Schüttelbewegung wird allerdings nicht die tiefste Lage, sondern werden entsprechend höhere Lagen von der Mehrzahl der Kugeln eingenommen. Im gezeichneten Längsschnitt sind die verschiedenen Höhenlagen und Randhöhen entsprechend den Energieverhältnissen bei den ver-

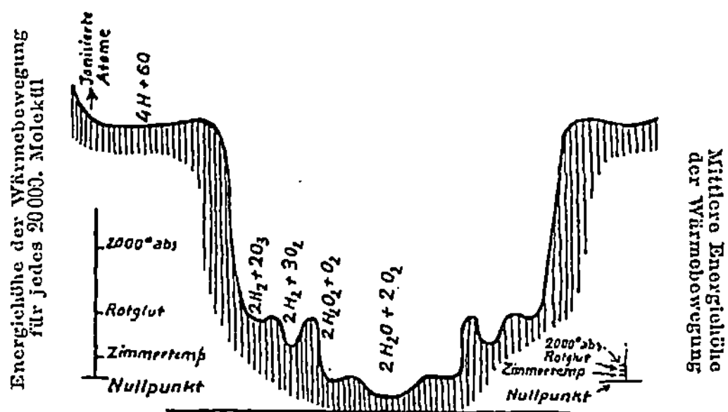

Abb. 2. Schematischer Vergleich der chemischen Energieverhältnisse
mit denen im Schwerefeld.

schiedenen Vereinigungsmöglichkeiten von 4 H- und 6 O-Atomen angenommen; rechts ist ein Maßstab für die der Temperatur entsprechenden mittleren Energiehöhen. links für die von jedem 20 000. Molekül überschrittenen angegeben (für mehratomige Gase sind die Werte allerdings rund zu verdoppeln). Man mag beispielsweise daraus ablesen, daß die Knallgasvereinigung bei Zimmertemperatur ohne Katalyse unmeßbar langsam vor sich geht, während O_3- oder H_2O_2-Zerfall schon mit merklicher Geschwindigkeit abläuft; ferner, daß freie H- oder O-Atome nur bei den höchsten erreichbaren Temperaturen auftreten können usw.

Katalyse kann sehr verschiedene Ursachen haben. Am wichtigsten sind die Vorgänge 1. einer tatsächlichen Erniedrigung der Schwellen durch molekulare elektrische Felder und 2. einer stufenweisen Überwindung derselben durch Bildung vorübergehender Verbindungen, aus denen der Katalysator unmittelbar nachher wieder ausscheidet (vgl. unten das Beispiel der Chlorknallgasvereinigung).

Nach diesen Vorbemerkungen ist es leicht, die Kennzeichen der Strahlungsreaktionen zu umreißen:

Als Folge der Absorption von Wellen- oder Korpuskularstrahlung können chemische Reaktionen unabhängig von der Affinität ablaufen, also auch unter Entfernung vom Gleichgewicht. Es gibt neben allen auch im Dunkeln bekannten Reaktionen wie Umlagerung, Spaltung, Zersetzung, Anlagerung, Oxydation, Reduktion usw. auch besondere, auf anderem Wege bisher nicht nachzuahmende. Bemerkenswert sind schließlich die abweichenden Gesetzmäßigkeiten im Reaktionsablauf:

Im Widerspruch zum Massenwirkungsgesetz kann die Konzentration der Reaktionsteilnehmer einflußlos sein, dafür die Beimengung völlig unbeteiligter Moleküle das Ergebnis grundlegend ändern. Die Reaktionsgeschwindigkeit ist vielfach temperaturunabhängig, aber begreiflicherweise von der Intensität der Strahlung abhängig. Die umgesetzten Mengen sind meist der absorbierten Strahlungsmenge, d. h. Intensität × Dauer proportional, ohne von der Intensität oder Dauer einzeln abzuhängen.

Die Aufgabe ist demnach eine doppelte; es kommt darauf an, ein Verständnis für das qualitative und das quantitative dieser Strahlungsreaktionen zu erhalten. Wir beschränken uns zunächst auf chemische Umsätze als Folge von Lichtabsorption. Aus dem Verhalten der Lichtreaktionen hätte man schon seit Jahrzehnten folgern können, daß absorbierte Lichtenergie unmöglich gleichmäßig auf alle Moleküle verteilt wird und so lediglich zur Temperaturerhöhung dient. Vielmehr muß sie sichtlich einzelnen bevorzugten Molekülen übertragen werden; diese Übertragung kann auch nicht etwa allmählich geschehen in Gestalt einer Aufspeicherung, da sonst die Reaktionen nicht schon bei den schwächsten Lichtintensitäten ermöglicht würden. Derartige Schlüsse wagte man aber erst, als andere physikalische Beobachtungen sie nicht nur nahelegten, sondern dazu zwangen. Gegenwärtig wird durch eine Fülle verschiedenartiger Beobachtungstatsachen folgende Auffassung von der Lichtabsorption gestützt:

Die Lichtabsorption erfolgt nicht gleichmäßig, sondern stückweise, »quantenhaft«. Die einzelnen Energieteilbeträge »Lichtquanten«, die absorbiert werden können, sind der Lichtfrequenz ν proportional: $h\nu$. Der Proportionalitätsfaktor h hat die Größe $6{,}55 \cdot 10^{-27}$ ergsek. und spielt eine beherrschende Rolle in der Mikrophysik. Die Größe dieser Energiequanten ist in der folgenden Tabelle 1 für verschiedene Frequenzen angegeben.

Tabelle 1.

Wellenlänge in mμ	ν in sek^1	$h\nu$ in Erg	$h\nu$ in cal/mol	$h\nu$ in Voltelektron[1]	mole/cal
	10^{14}	10^{-13}			
3 000	1,0	6,5	9 470	0,4	$10{,}6 \cdot 10^{-5}$
1 000	3,0	19,6	28 400	1,2	3,5
500	6,0	39,2	56 700	2,5	1,8
300	10,0	65,4	94 700	4,1	1,1
$0{,}1 = 1$ Å	$3{,}0 \cdot 10^{17}$	$19{,}6 \cdot 10^{-9}$	$3 \cdot 10^8$	12 300	$3{,}5 \cdot 10^{-9}$
$0{,}01 = 0{,}1$ Å	$30{,}0 \cdot 10^{17}$	$196{,}0 \cdot 10^{-9}$	$3 \cdot 10^9$	123 000	$3{,}5 \cdot 10^{-10}$

Mittlere thermische Energie eines einatomigen Gases
bei verschiedenen Temperaturen.

Temperatur	Erg/Molekül	cal/mol
Flüssige Luft — 180° C	$0{,}13 \cdot 10^{-13}$	170
Zimmertemperatur 293° »	0,41	586
Rotglut . . . . 1000° K	1,4	2 000
3000° »	4,2	6 000
6000° »	8,4	12 000

1) Ein Voltelektron ist die Energie, die ein Elektron beim Durchlaufen des Spannungsgefälles von 1 Volt aufnimmt.

Bruchteil der Moleküle mit mehrfacher mittlerer Energie.

10 fach	$4{,}5 \cdot 10^{-5}$
20 »	$2 \cdot 10^{-9}$
50 »	$2 \cdot 10^{-22}$

Wird also von einem Grammolekül oder Mol ein Lichtenergiebetrag von 1 cal (oder $4 \cdot 10^7$ Erg) grünen Lichtes absorbiert, so ist nicht jedes Molekül um $\dfrac{4 \cdot 10^7}{6 \cdot 10^{23}}$ oder $7 \cdot 10^{-17}$ Erg energiereicher geworden, sondern ursprünglich haben nur $\dfrac{4 \cdot 10^7}{5 \cdot 10^{14} \cdot 6{,}5 \cdot 10^{-27}}$, d. h. rund 10^{19} von $6 \cdot 10^{23}$ Molekülen etwas bekommen, dafür aber jedes etwa $3 \cdot 10^{-12}$ Erg! Die Belichtung mag noch so schwach und kurz sein, wenn ein Molekül überhaupt Energie übernimmt, so ist es dieser verhältnismäßig riesige Betrag.

Derartig hohe Molekularenergien kommen bei Zimmertemperatur gar nicht vor. Bei 2000° abs. hat sie erst jedes 10^9 und erst bei 4000° abs. jedes 20 000.

In einer nicht sehr glücklichen Redeweise vergleicht man gelegentlich die $h\nu$-Energie mit der mittleren thermischen Energie bei verschiedenen Temperaturen und sagt also: Absorption der Wellenlänge 300 mμ erzeuge Moleküle der Temperatur 30 000°.

Wir dürfen und müssen also annehmen, daß die Absorption von Licht in der Übertragung großer Energiebeträge auf Einzelmoleküle besteht. Was geschieht weiterhin mit dieser Energie? Das folgende Schema zeigt die mannigfachen Verwendungsmöglichkeiten. Die Einzelheiten sind auf verschiedene Weise mehr oder weniger unmittelbar erschlossen worden und sind keineswegs graue Theorie.

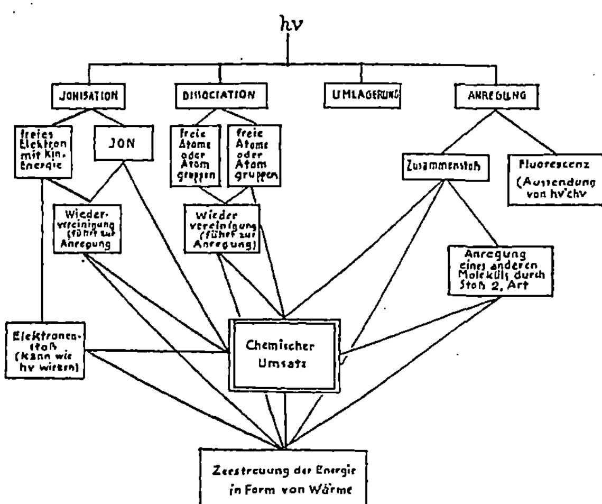

Abb. 3. Verwendungsmöglichkeiten aufgenommener $h\nu$-Energien. Jonisationsenergien 40 000–400 000 cal/mol; Dissoziationsenergien 1000–300 000 cal/mol; Umlagerungsenergien 1000–10 000 cal/mol; Anregungsenergien 10 000–100 000 cal/mol.

Ohne weiteres lesen wir aus dem Schema, daß die absorbierenden Moleküle je nach der Absorptionsfrequenz befähigt sind unter Überwindung auch beträchtlicher Energieschwellen chemische Umsätze durchzumachen. Sind solche Umsätze etwa mangels Reaktionspartner nicht möglich, so tritt schließlich eine gleichmäßige Verzettelung der absorbierten Energie in Form einer Temperaturerhöhung ein.

Die folgende Übersicht bringt einige Beispiele, in denen wirklich der beobachtete Umsatz genau dem Idealfall entspricht (überstrichen sind angeregte Zustände).

Photochemische Umsätze mit Quantenäquivalent.

1. Im Gaszustand:

$$2\,HJ + h\nu = H_2 + J_2$$
$$HJ + h\nu = \overline{H} + \overline{J};$$
$$H + HJ = H_2 + J; \quad J + J = J_2.$$

Bei den Wellenlängen 207, 253 und 283 mμ werden unabhängig von H_2- oder N_2-Zusätzen durch 1 hν je zwei Moleküle HJ umgesetzt.

2. In Lösung (SiCl$_4$):

$$Cl_2 + 2\,C\,Cl_3Br + h\nu = 2\,C\,Cl_4 + Br_2$$
$$Cl_2 + h\nu = \overline{Cl} + Cl; \quad Cl + C\,Cl_3Br = C\,Cl_4 + Br$$
$$Br + Br = Br_2.$$

Bei der Wellenlänge 470 mμ wird für jedes hν ein Molekül umgesetzt; bei kleinen C Cl$_3$Br-Konzentrationen nimmt die Ausbeute ab, weil in merklichem Betrage hinzutritt:

$$Cl + Cl = Cl_2.$$

3. Im festen Zustand: o-Nitrobenzaldehyd = o-Nitrosobenzoesäure

$$\text{C}_6\text{H}_4\!\!\begin{array}{l}-NO_2\\-CHO\end{array} \rightarrow \text{C}_6\text{H}_4\!\!\begin{array}{l}-NO\\-COOH\end{array}$$

Für jedes hν violetten Lichtes wird ein Molekül umgelagert.

Verständlich ist bei diesem Mechanismus die Proportionalität des Umsatzes zum Produkt Intensität × Dauer unabhängig von den Einzelfaktoren; verständlich auch die Unabhängigkeit von Temperatur und Konzentration.

Es ist wichtig zu beachten, daß die von einer calorie absorbierter Lichtenergie umgesetzte Menge mit abnehmender Wellenlänge abnimmt, vgl. letzte Spalte der Tabelle 1 oben und Abb. 4, d. h. quantitativ ist das ultraviolette Licht unwirksamer als das sichtbare — vorausgesetzt, daß das hν zur Überwindung der Schwelle E ausreicht.

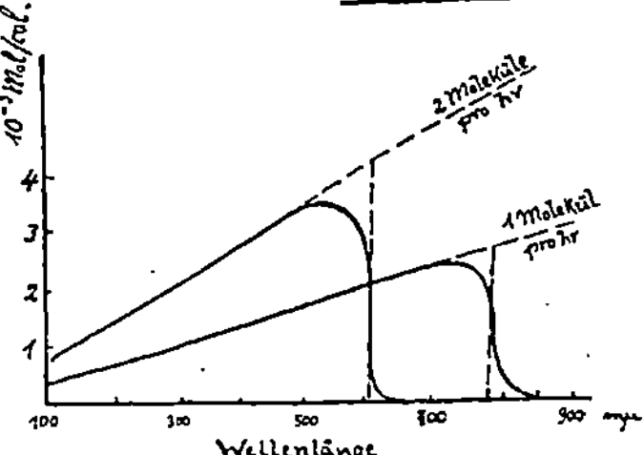

Abb. 4. Abhängigkeit der idealen photochemischen Ausbeute von der Wellenlänge.

An Stelle eines schroffen — in der Abbildung gestrichelten — Verschwindens photochemischer Wirkung bei derjenigen Frequenz, für die $h\nu = E$ ist, ergibt die Beobachtung verständlicherweise einen allmählichen Abfall, weil sehr verschiedene Beträge thermischer Energie hinzukommen.

Die Idealfälle, in denen genau 1 oder infolge eindeutiger Folgereaktionen 2 oder 3 Moleküle pro $h\nu$ umgesetzt werden, sind nicht allzuhäufig und das ist begreiflich.

Der Umsatz kann nämlich 1. kleiner, 2. größer sein als im Idealfall und dabei überdies von Temperatur und Konzentration abhängen, wenn auch abweichend von den Verhältnissen bei Dunkelreaktionen.

Der Umsatz kann zu klein sein vornehmlich aus zwei Ursachen:

a) Wenn die $h\nu$-Energie (vgl. Abb. 4) nur knapp zur Überwindung der Schwelle ausreicht, so daß kleine Verluste vor dem betreffenden chemisch wirksamen Zusammenstoß einen Fehlbetrag bedingen.

Beispiel:

$$3\,O_2 = 2\,O_3 - 70\,000 \text{ cal bei einem Druck von } 100 \text{ Atm.}$$

$$O_2 + h\nu = \overline{O_2}; \quad \overline{O_2} + O_2 = O_3 + O; \quad O + O_2 = O_3.$$

Bei $\lambda = 207\,m\mu$ werden für 1 $h\nu$ wirklich 3 O_2-Moleküle umgesetzt;

bei $\lambda = 253\,m\mu$ ist die Ausbeute nur noch halb so groß.

b) Wenn beim Zusammenstoß besondere Vorbedingungen räumlicher Lage für eine Reaktion erfüllt sein müssen.

Beispiel:

$$2\,NH_3 = N_2 + 3\,H_2 - 24\,000 \text{ cal}; \quad \text{Wellenlänge } 207\,m\mu.$$

$$NH_3 + h\nu = \overline{NH_3}; \quad \overline{NH_3} + NH_3 = N_2 + 3\,H_2 + 10\,000 \text{ cal, oder } NH_3$$
$$+ \text{Stoß} = N + H + H_2 + 5000 \text{ cal und } N + NH_3 = N_2 + H_2 + H +$$
$$17\,000 \text{ cal } (H + NH_3 = N + 2\,H_2 - 39\,000 \text{ kommt nicht vor}).$$

Zu erwarten wäre auf 1 $h\nu$ Zersetzung von 2 NH_3; beobachtet ist bei Zimmertemperatur 20%, bei 380° 100%.

Umgekehrt kann der Umsatz größer, ja viel größer sein, ebenfalls vornehmlich aus zwei Ursachen:

a) Wenn Kettenreaktionen vorliegen.

$$H_2 + Cl_2 = 2\,HCl + 44\,000 \text{ cal.}$$

Mit Spuren von Wasserdampf als Katalysator entsteht eine Kettenreaktion, bei der bis zu 1 Million HCl-Moleküle auf 1 $h\nu$ gebildet werden. Wellenlänge 436 $m\mu$, entsprechend 64 000 cal/mol: $Cl_2 + h\nu = \overline{Cl} + Cl$; $Cl + H_2O = HCl + OH$; $OH + H_2 = H_2O + H$; $H + Cl_2 = HCl + Cl$. Der Umsatz $Cl + H_2 = HCl + H$ unmittelbar geht wegen zu hoher Schwelle nicht vor sich. Ende durch $Cl + Cl = Cl_2$.

b) Wenn die Schwelle klein gegen das $h\nu$ und der Umsatz überdies mit hoher positiver Wärmetönung verbunden ist.

$2 H_2O_2 = 2 H_2O + O_2 + 40\,000$ cal in wässeriger Lösung.

Von jedem $h\nu$ der Wellenlänge $310 \, m\mu$ werden je nach Konzentration 7—80 Moleküle zersetzt; vermutlich genügt die örtliche Temperaturerhöhung wegen der sehr kleinen Schwelle dieser schon im Dunkeln langsam ablaufenden Reaktion.

Man kann die verschiedenen Fälle aufklären durch ihr Verhalten gegenüber Verdünnung mit Molekülen, die sich sicher nicht an den Reaktionen beteiligen. Dieser erste Überblick über photochemisches Geschehen bedarf mehrfacher Ergänzungen.

Die ganze Erscheinung hat offenbar ein dreifaches Gesicht:

a) die optische Absorption,
b) das Schicksal der Energie im absorbierenden Molekül,
c) die chemischen Folgen.

Bezüglich der optischen Absorption ist zu sagen, daß keineswegs jede Frequenz von jedem Stoff absorbiert wird; Absorption aller Frequenzen, von denen des Röntgenlichtes abgesehen, liegt nur beim metallischen Zustand vor; im übrigen gibt es Absorptionslinien und Absorptionsbanden oder -streifen (vgl. Abb. 5).

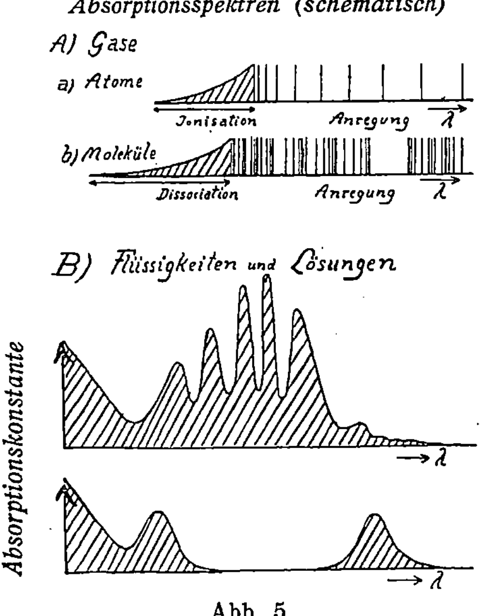

Abb. 5.

Es kann vorkommen, daß die $h\nu$-Energie einer bestimmten Frequenz durchaus zur Überwindung einer Schwelle genügen würde, aber — diese Frequenz wird von dem System nicht absorbiert. Nun zeigt die Erfahrung, daß es infolge sogenannter »Stöße zweiter Art« (vgl. Schema S. 22) unter Umständen gelingt, durch Beigabe eines nicht mitreagierenden Stoffes, der die betreffende Wellenlänge absorbiert, die Reaktion hervorzubringen.

Beispiele dieser optischen Sensibilisierung für alle drei Aggregatzustände sind:

1. gasförmig: Wasserstoffdissoziation in Gegenwart von Quecksilberdampf durch die Wellenlänge 253,6 $m\mu$.

   H_2 absorbiert erst unterhalb 100 $m\mu$. Die Dissoziationsarbeit beträgt rund 100 000 cal/mol; die vom Hg aufgenommene Energie der Wellenlänge 253,6 $m\mu$ entspricht 113 000 cal/mol.

2. flüssig: Ozon, in Tetrachlorkohlenstoff gelöst, wird in Gegenwart von Chlor durch blaues Licht zersetzt.

   O_3 absorbiert im Bereich 300—600 $m\mu$ nicht; die Spaltung $O_3 = O_2 + O$ erfordert 46 000 cal/mol. Von Cl_2 wird durch Absorption blauen Lichtes etwa 60 000 cal/mol aufgenommen.

3. fest: Bromsilberspaltung in festem Zustand, bei Adsorption von Cyanin, durch rotes Licht. AgBr-Absorption beginnt erst unterhalb 460 $m\mu$; die Spaltungsarbeit ist kleiner als 30 000 cal/mol. Cyanin absorbiert rotes Licht.

Daß die Ausbeute hierbei meist kleiner ist als 1 Molekül/hν ist begreiflich.

Eine zweite Folge der optischen Absorptionsverhältnisse ist das Auftreten (echter) photochemischer Gleichgewichte.

Ein unechtes photochemisches Gleichgewicht liegt dann vor, wenn die Lichtwirkung entgegen der Affinität gegen eine Dunkelreaktion läuft.

Dann wird ein Gleichgewichtszustand erreicht, der nicht nur von der Temperatur, sondern auch von der Lichtintensität abhängt.

Beispiel für unechtes Gleichgewicht; abhängig von Lichtintensität und Temperatur.

$$\text{Anthracen} \rightleftharpoons \text{Dianthracen} \qquad \text{(in Benzol gelöst)}$$
$$2\,C_{14}H_{10} + h\nu = (C_{14}H_{10})_2; \quad (C_{14}H_{10})_2 = 2\,C_{14}H_{10}.$$

Für ein Lumen violetten Lichtes und Zimmertemperatur liegt das Gleichgewicht bei 50%; für 10° Temperaturerhöhung sinkt die Gleichgewichtskonzentration jeweils auf ein Drittel.

Echte photochemische Gleichgewichte sind unabhängig von der Lichtintensität und kommen zustande, wenn das Licht selbst eine Reaktion in beiden Richtungen laufen läßt.

Beispiele für echtes Gleichgewicht in unzerlegtem Licht; unabhängig von der Intensität.

a) $H\,Br \rightleftharpoons H_2 + Br_2$ H_2 ist im Gesamtbereich ohne Absorption, Br_2 absorbiert 350—600 $m\mu$, $H\,Br$ absorbiert unterhalb 300 $m\mu$.

b) $COCl_2 \rightleftharpoons CO + Cl_2$ Cl_2 absorbiert von 450—260 $m\mu$, Phosgen vornehmlich noch kürzere Wellenlängen.

Beispiel für echtes Gleichgewicht bei einfarbiger Belichtung; unabhängig von Intensität.

$O_2 \rightleftarrows O_3$ Unter hohem Druck bei 220 mμ, welche Wellenlänge schwach von O_2 stark von O_3 absorbiert wird.

Noch ein weiterer Punkt hinsichtlich der optischen Absorption bedarf der Ergänzung. Das ist das verschiedenartige Verhalten ein und desselben Systems gegenüber verschiedenen Wellenlängen, wie zwei Beispiele erläutern:

Acetaldehyd

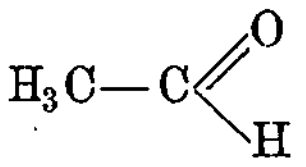

$$H_3C - C{\overset{\displaystyle O}{\underset{\displaystyle H}{\Big<}}}$$

absorbiert bei 277 mμ mit der Carbonyl-, unterhalb 200 mμ mit der Methylgruppe.

Mesityloxyd

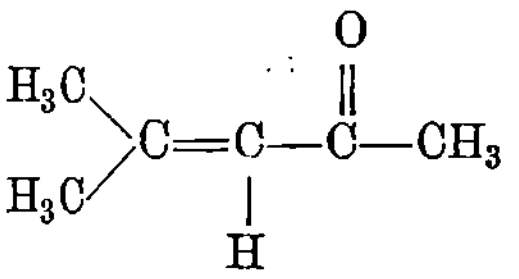

$$\begin{matrix} H_3C \\ \\ H_3C \end{matrix}\!\!\!>\!\!C = \underset{\displaystyle H}{C} - \overset{\displaystyle O}{\underset{\displaystyle \|}{C}} - CH_3$$

absorbiert bei 310 mμ mit der Carbonylgruppe, bei 240 mμ mit der $C = C$-Doppelbindung.

So kann das Ergebnis je nach der spektralen Zusammensetzung des Lichtes sehr verschieden ausfallen. Selbst Tages- und Sonnenlicht gleicher Intensität können verschiedene Wirkungen haben. Über den sogenannten »Antagonismus« langer und kurzer Wellen liegen im älteren Schrifttum viele Beobachtungen vor, in den wenigsten Fällen ist aber bisher eine saubere Untersuchung der Absorptionsverhältnisse vorgenommen. Brauchbare Ergebnisse können stets nur bei Verwendung einigermaßen einfarbigen Lichtes erwartet werden.

Im Bestehen dieser verschiedenen optischen Angriffspunkte am gleichen Molekül liegt ein Schlüssel zum Verständnis des ungemein Spezifischen vieler Lichtreaktionen. Man vermag mittels Belichtung nicht nur bestimmte Moleküle in zusammengesetzten Systemen, sondern sogar einzelne ihrer Bausteine und Bindungen reaktionsfähig zu machen, während bei thermischer Energiezuführung stets die Gesamtheit aller Moleküle an der Reaktionsfähigkeit Teil hat.

So ist es beispielsweise bei Benzolhomologen möglich durch geeignete Belichtung Halogen in die Seitenkette zu substituieren, während es bei Erwärmung an den Kern tritt.

In der optischen Energieübertragung liegt gleichzeitig eine Schonsamkeit, wie sie thermisch ohne spezifische Katalysatoren unmöglich erreichbar ist. Thermisch können Moleküle keine großen Energiebeträge annehmen, ohne daß nicht alle kleineren Energien schon in großer Überzahl vertreten sind; alle chemischen Umsätze geringeren Schwellenwertes sind also längst abgelaufen, ehe die beabsichtigte durch Temperatursteigerung ermöglicht wird;

anders gesagt: Empfindliche organische Moleküle werden längst zerfallen sein, ehe ein bestimmter Umsatz hohen Energiebedarfs möglich geworden wäre.

Die bisherigen Betrachtungen bezogen sich im wesentlichen auf Wirkungen sichtbaren und ultravioletten Lichtes. Es bleibt nun übrig die Sonderstellung der längeren und kürzeren Wellenlängen zu kennzeichnen.

Im Ultrarot treten photochemische Wirkungen so weit zurück, daß man diese längeren Wellen früher als »Wärmestrahlen« im Gegensatz zu den »chemischen Strahlen« des Ultraviolett gestellt hat. In Wirklichkeit ist es so: Je länger die Welle desto kleiner der Energiebetrag $h\nu$ und desto häufiger sind gleiche Energiebeträge schon in der Wärmebewegung vertreten. Eine Energie von etwa 10 000 cal/mol, wie sie durch Absorption der Wellenlänge $3\,\mu$ übernommen wird, hat bei Zimmertemperatur an sich jedes 20 000. Molekül. Umsätze, deren Schwellenwert nicht mehr als 10 000 cal/mol beträgt, laufen daher schon ohne Belichtung so rasch, daß eine Beschleunigung durch Lichtabsorption erst bei sehr hohen Intensitäten merklich wird. Handelt es sich andererseits um Lichtreaktionen gegen die Affinität, so wird ebenfalls der ursprüngliche Zustand im Dunkeln so rasch wieder eingestellt sein, daß praktisch nicht viel mit solcher Lichtreaktion anzufangen ist.

Chemische Wirksamkeit noch längerer Wellen bis hinauf zu den kürzesten elektrischen Wellen von einigen Zentimetern wird man als reine Wärmewirkung auffassen müssen; dabei kann sich allerdings die Absorption und damit die Temperaturerhöhung in inhomogenen Systemen auf örtlich begrenzte Bezirke zusammendrängen.

Während so auf der Seite der langen Wellen die photochemische Wirkung ein natürliches Ende findet, fehlt etwas entsprechendes auf der Seite der kürzeren Wellen. Wir verzichten auf die Besprechung des praktisch unzugänglichen Spektralbereiches von 180—1 mμ und betrachten nur die photochemische Wirkung vom Röntgenlicht, also im wesentlichen der Wellenlängen von 1 mμ herab bis etwa 0,01 mμ. Die Frequenz ist hier 1000—100 000 mal größer als im sichtbaren Gebiet, dementsprechend auch die Energiebeträge $h\nu$, die beim Absorptionsvorgang von der Materie aufgenommen werden können.

Auch hier handelt es sich um Absorption, Schicksal der Energie und chemische Folgen.

Bezüglich der Absorption liegt einerseits eine Vereinfachung, andererseits eine Verwicklung vor. Einfacher ist es insofern, als für die Absorption nur noch das Atom, ja sogar nur seine Stellenzahl im periodischen System in Betracht kommt (vgl. die schematische Abb. 6), während die chemische Bindung praktisch ohne Belang ist. Verwickelter ist es deswegen, weil auch der Streuvorgang bei diesen Wellenlängen mit Energieübertragung verknüpft ist und hierbei alle möglichen Energiebeträge kleiner als $h\nu$ abgegeben werden können. Hinsichtlich des Schicksals der aufgenommenen Energie liegen die Verhältnisse zunächst auch leidlich einfach: In allen Fällen tritt Ionisation ein, indem ein oder mehrere Elektronen abgeschleudert werden, während dem absorbierenden oder streuenden Atom nach einigen inneren Umordnungen nur die Ionisationsenergie bleibt. Während diese nur einigen Voltelektron entspricht (rund 100 000 cal/mol), steckt ein Vielfaches dieses Betrages in kinetischer Energie der Elektronen und wird von diesen nach und nach an die Materie abgegeben. Somit beruht bei diesen kurzen Wellenlängen die Energieübertragung ganz überwiegend auf sogenanntem Elektronenstoß, also Korpuskularstrahlung und kann mit der chemischen Wirkung von Korpuskularstrahlung gemeinsam behandelt werden.

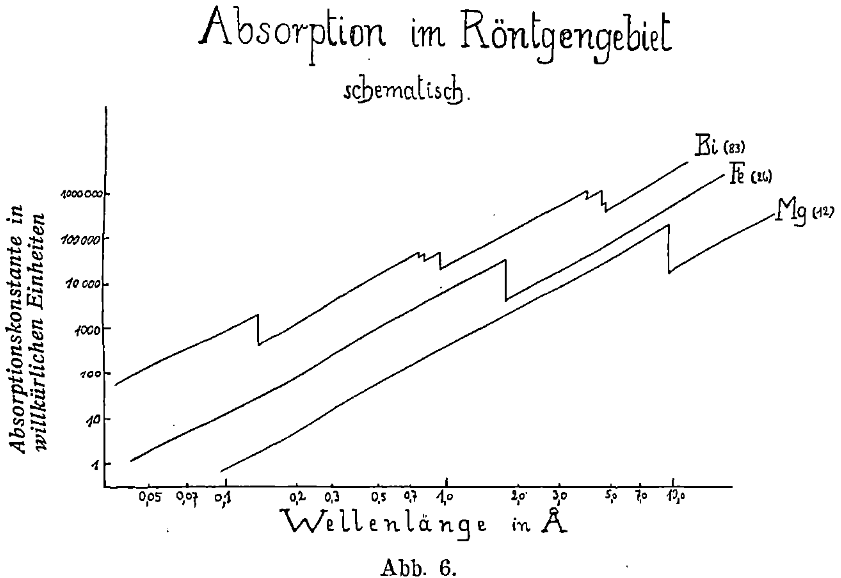

Abb. 6.

Zu beachten ist, daß abweichend vom Verhalten längerer Wellen ein nicht unbeträchtlicher Teil der aufgenommenen $h\nu$-Energie in Fluoreszenz wieder ausgestrahlt wird und dann unter Umständen erst in erheblicher räumlicher Entfernung erneut zur Absorption kommt; dadurch wird, ebenso wie durch den Streuvorgang eine örtliche Zusammendrängung der Röntgenlichtwirkung fast unmöglich gemacht.

Korpuskularstrahlung kann an sich aus schnell bewegten Atomen oder Molekülen, Ionen oder Elektronen bestehen. Nennenswerte Energien lassen sich jedoch nur Ladungen erteilen, da diese in elektrischen Feldern beschleunigt werden können, und hier wiederum haben nur die Elektronen genügendes Durchdringungsvermögen, um mehr als ganz oberflächliche Wirkungen auszuüben. Für unsere Fragestellung kommen ausschließlich Elektronen in Betracht.

Wenn schnelle Elektronen auf ihrem Wege Atome durchdringen, so führt das ähnlich wie bei der Absorption eines Lichtquants zu Ionisation oder Anregung des betreffenden Atoms nur mit dem wesentlichen Unterschied, daß die Bewegungsenergie des Elektrons um jeden beliebigen vom Atom aufzunehmenden Betrag abnehmen kann, also bald um größere bald um kleinere Beträge.

In Gasen lassen sich die Elektronenbahnen sichtbar machen, indem die gebildeten Ionen als Kondensationskerne für übersättigten Wasserdampf dienen. Abb. 7 zeigt solche Nebelspuraufnahmen von Elektronen, die von Röntgenstrahlen ausgelöst sind. Man erkennt deutlich die räumlich getrennten

Auslösungsstellen (nur einzelne Atome absorbieren) und die perlschnurartigen, verschlungenen Bahnen verschiedener Länge. In flüssigen oder festen Körpern ist der Vorgang genau derselbe, nur sind die Bahnen im Verhältnis der Dichten kürzer.

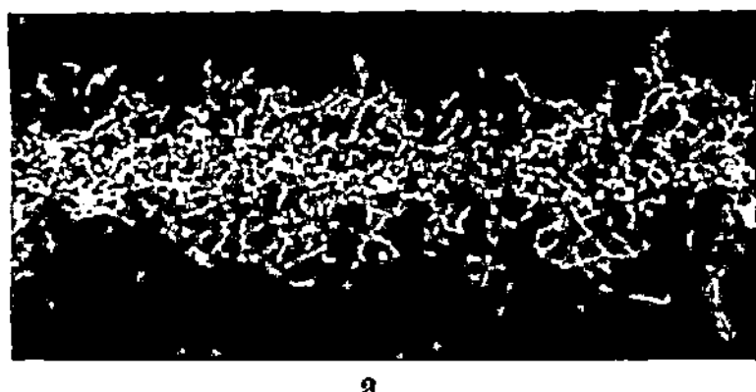
a

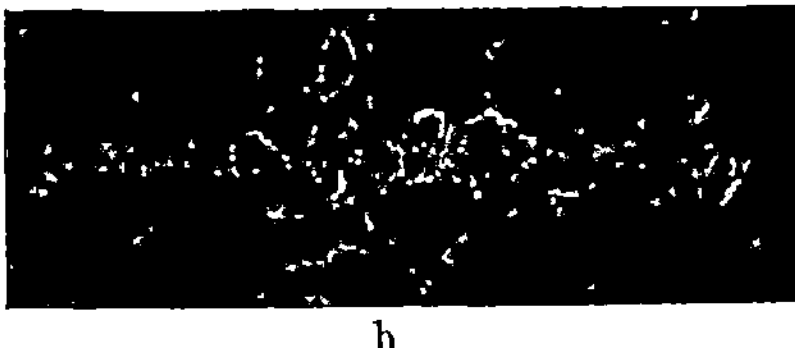
b

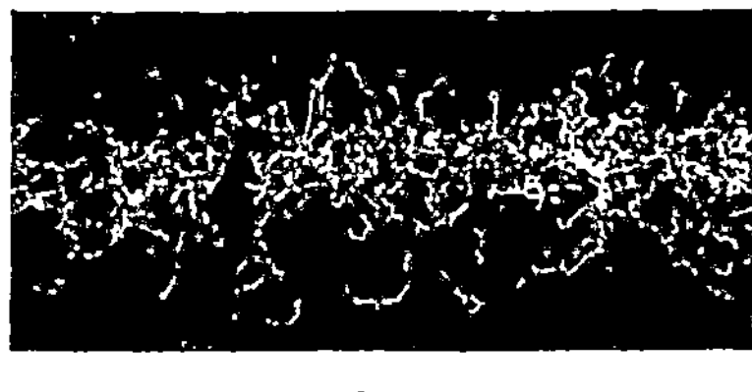
c

Abb. 7.

Die Gesamtlänge einer solchen Bahn hängt von der Geschwindigkeit bzw. Energie des Elektrons ab und beträgt beispielsweise in einem Medium der Dichte 1 (Wasser) für 10 000 Voltelektron oder 1,25 Å Wellenlänge des auslösenden Röntgenlichtes 0,0004 cm und für 100000 Voltelektron oder 0,125 Å rund 0,04 cm. Wegen der Verschlungenheit der Wege sind die Höchstentfernungen vom Auslösungsort praktisch etwa viermal kleiner. Nur bei den β-Strahlen radioaktiver Stoffe, deren Elektronen vielfach Energien von der Größenordnung 10^6 Voltelektron besitzen, werden die Elektronenwege in Wasser oder dergleichen einige Millimeter lang. Die Erfahrung zeigt, daß rund die Hälfte der Elektronenenergie in Ionisationsenergie übergeht, während die andere Hälfte sich in unbekanntem Verhältnis auf Anregung und unmittelbare Erhöhung der Temperatur verteilt.

Von diesem Punkte aus gelten für die chemischen Folgen die gleichen Betrachtungen, wie früher bei der chemischen Wirksamkeit längerer Wellen. Es können alle chemischen Reaktionen ablaufen, für die die hineingesteckte Energie ausreicht, und das sind ziemlich alle.

Irgendeine Besonderheit bei den chemischen Wirkungen der Korpuskularstrahlen oder des Röntgenlichtes ist weder theoretisch zu erwarten noch beobachtet. Sie ist nicht zu erwarten, weil die chemischen Bindungen durch die Anordnung der locker gebundenen Elektronen im Atom bedingt werden, und diese durch Röntgenlicht oder Elektronenstoß nicht nennenswert anders beeinflußt werden als durch sichtbares oder ultraviolettes Licht.

Quantitativ liegen wegen der meßtechnischen Schwierigkeiten noch nicht viel Arbeiten vor. Der energetische Nutzeffekt ist bei chemischer Wirkung kurzwelligen Lichtes oder von Elektronenstoß erheblich kleiner als bei der Photochemie längerer Wellen, wie verständlich ist. Die Vorgänge sind ferner wesentlich weniger spezifisch.

Infolge des Umstandes, daß bei Korpuskularstrahlung keine einheitlichen, sondern alle möglichen Energiebeträge übertragen werden, also neben hohen auch alle kleineren vorhanden sind, ähnelt ihre Wirkung mehr derjenigen einer extrem hohen Temperatur, als das beim sichtbaren und ultravioletten Licht der Fall ist.

Im Schrifttum findet sich die Bezeichnung Punktwärme. Sofern darunter verstanden werden soll, daß in einer sehr kleinen Umgebung des absorbierenden Atomes in unmittelbarer Folge die mittlere kinetische Energie erheblich vergrößert ist und dadurch Reaktionen mit kleinem Schwellenwert ablaufen, so wird nichts dagegen einzuwenden sein; dagegen erscheint es nicht zweckmäßig, ein einzelnes Molekül als Träger einer Punktwärme zu bezeichnen, weil der Wärme- und Temperaturbegriff offensichtlich nur eine statistische Bedeutung hat, und am einzelnen Individuum seinen Sinn verliert.

Völlig gleichwertig sind Korpuskularstrahlung und Röntgenlicht trotz des gleichen weiteren Mechanismus ihrer Wirksamkeit keineswegs.

Mit Korpuskularstrahlung läßt sich eine viel größere Strahlungsdichte erzielen, dafür allerdings nur ganz oberflächlich, da selbst bei beschleunigenden Spannungen von 200 000 Volt die Elektronen nur etwa 0,05 cm in ein Medium wie etwa Wasser eindringen, während die dieser Spannung entsprechende Röntgenstrahlung in Wasser erst nach 1 cm auf die Hälfte geschwächt wäre.

Möglicherweise kommt auch noch eine größere Spezifizität der Wellenstrahlung in Frage; während nämlich ein Elektron auf seiner Bahn Energie wahllos an alle Atome überträgt, die es durchdringt, hängt die Absorption von Röntgenlicht sehr stark von Frequenz und Atomnummer ab. Beispielsweise ist die Wahrscheinlichkeit, daß eine Wellenlänge von 0,14 Å von einem Tl-Atom absorbiert wird, rund 1000 mal größer, als daß sie von leichten Atomen, wie Sauerstoff usw., absorbiert wird. Es werden zwar auch dann noch die vom Tl ausgehenden Elektronen zahlreiche andere Atome beeinflussen, aber man hätte doch die grundsätzliche Möglichkeit, gegenüber Korpuskularstrahlung eine gewisse Bevorzugung eintreten zu lassen.

Zusammenfassend läßt sich sagen, daß die chemischen Strahlungswirkungen so zustande kommen, daß durch Zufuhr verhältnismäßig riesiger Energiebeträge an einzelne Moleküle oder Molekülteile die Erreichung beliebiger Energielagen ermöglicht wird. Es werden keine chemischen Bindungen durch die Strahlung geknüpft, sondern nur die Vorbedingungen dafür geschaffen.

Bei der ganzen Darstellung mußte auf Besprechung der dem Biologen und Mediziner wichtigen Reaktionen verzichtet werden und dafür Beispiele aus der anorganischen Chemie, ja sogar vielfach aus Gasreaktionen genommen werden. Das liegt daran, daß bisher nur in diesen allereinfachsten Fällen eine gewisse Klarheit erreicht worden ist. Es darf dabei nicht verschwiegen werden, daß selbst über manche der gebrachten Beispiele noch keine völlige Übereinstimmung in der Deutung erzielt worden ist. Wir stehen noch am Anfang einer Entwicklung und die Aufklärung der verwickelten Vorgänge, zumal in kolloidalen Systemen wird nur Schritt für Schritt vor sich gehen können; immerhin werden alle Deutungsversuche bei biologischen Vorgängen doch auf jenen einfachen Erkenntnissen fußen müssen.

2. F. Haffner (Tübingen): Die biologischen Wirkungen der sichtbaren und ultravioletten Strahlen.

Wenn die Strahlenwirkung auf das Programm der diesjährigen Tagung der Deutschen Pharmakologischen Gesellschaft gesetzt worden ist, so liegt dies, so nehme ich an, darin begründet, daß der prinzipiell bedeutsamste therapeutische Fortschritt der letzten Jahre eben eine Strahlenwirkung, die »Aktivierung« des Ergosterins darstellt. Da die Vitaminfrage in einem besonderen Referate behandelt und auf dem übrigen Strahlengebiete in den letzten Jahren seit Erscheinen handbuchmäßiger Darstellungen kein wesentlicher Fortschritt im Tatsächlichen bekannt geworden ist, so möchte ich mich darauf beschränken, eine Theorie der biologischen Strahlenwirkung zu versuchen, zumal die erwähnten Darstellungen in diesem Punkte nicht unwesentlich auseinander gehen und überdies die neue Erkenntnis von der unter Ultraviolett eintretenden Vitaminbildung im Organismus meines Erachtens auch theoretisch wichtige Konsequenzen birgt.

Bei der Vielfältigkeit der Beziehungen von Strahlung und Leben sind sehr verschiedene Betrachtungsebenen möglich. Von einem rein biologischen Standpunkte aus könnte man die Strahlenwirkung nach ihrer biologischen Wertigkeit ordnen. Man könnte dabei die Wirkungen, bei denen die Energiezufuhr für das biologische Objekt eine energetische Bedeutung besitzt, also die Kohlensäureassimilation, mittelbarerweise auch die Erhaltung einer lebenermöglichenden Temperatur auf der Erdoberfläche, gegenüberstellen allen anderen, bei denen kein biologischer Energiebedarf gedeckt wird. Oder man könnte Wirkungen unterscheiden, die durch ganz bestimmte, nicht bloß anatomisch zu denkende Empfangsapparate vermittelt werden und solche, die wahllos an allen möglichen Zellen zustande kommen können; zu den ersteren wären die physiologischen, zu den letzteren die praktisch-medizinisch (pathologisch oder therapeutisch) wichtigen und ebenso die zahllosen nur im Experiment realisierten Strahlenwirkungen zu rechnen.

Bei einer Betrachtung vom Gesichtspunkte der Kausalität aus, kann man heute davon ausgehen, daß Strahlenbeeinflussungen biologischer Objekte durch die Einwirkung der Strahlen auf definierte chemische in dem beeinflußten Objekt enthaltene Substanzen, welche die Strahlung absorbieren, vermittelt werden. Mit der Absorption der Energie und ihrer Transformierung bis zu einer greifbaren physikalischen oder chemischen Veränderung des absorbierenden Substrats, die man als »photogenetischen Primäreffekt« bezeichnen kann, ist die eigentliche Strahlenwirkung spätestens beendet, alles weitere sind Folgeerscheinungen dieses Primäreffektes. Es sind hierbei, wie bei irgendeinem anderen pharmakologischen Insult, einesteils Wirkungen zu erwarten, die in einigermaßen quantitativ übersehbarem, kausalem Zusammenhang mit dem Primäreffekt stehen, andernteils Erscheinungen reaktiver Natur, die infolge der Zwischenschaltung »eigenwilliger« Zellen nach ihren kausalen Beziehungen heute noch nicht zu analysieren und auch in ihrem Ausmaße mehr oder weniger unberechenbar sind, bei denen daher auch keine Proportion zu der absorbierten Energie vorhanden zu sein braucht.

Aufgabe pharmakologischer Analyse ist es, die einzelnen Phänomene der Strahlenwirkung rückwärts durch das Gewirr kausaler und reaktiver Vorgänge bis zu dem zugehörigen Primäreffekt zu verfolgen.

Die Erscheinungen am Gesamtorganismus sind bei allen bisher angewandten Wellenlängen am Orte des Strahleneinfalls ziemlich monoton; es finden sich alle Stadien der Entzündung, als Nachwirkung Pigmentbildung, bei extremen Intensitäten Nekrose des getroffenen Gewebes. Um so vielfältiger sind die Allgemeinerscheinungen: Teils als Früh-, teils als Spätsymptome, häufig mit doppelphasigem Verlauf, werden Wirkungen beobachtet, am Kreislauf (erhöhtes Minutenvolumen, gesteigerte Pulsfrequenz, Blutdrucksenkung), an der Atmung (Hyperventilation mit ihren Folgen für die Blutzusammensetzung), am Blute (Schwankungen des weißen Blutbildes, der Reaktion, der Mineralzusammensetzung, der Blutkörperchensenkung, des Albumin-Globulinquotienten), am vegetativen System (Symptome eines Sympathikushypotonus), am Stoffwechsel, an den Stätten der Blutbildung, an Infektionsherden (Herdreaktion), usw. Die angeführten Beispiele lassen schon zur Genüge erkennen, daß am Gesamtorganismus als Folge der Lichteinwirkung jener unspezifische Komplex auftritt, wie er immer wieder nach allen möglichen Alterationen beobachtet werden kann. In einer solchen unspezifischen Reizwirkung sah man bis vor kurzem wohl allgemein die Erklärung der Heilwirkungen des Lichtes. Erst die Entstehung des D-Vitamins bei Ultraviolettbestrahlung des Körpers zeigte, daß unter diesem unspezifischen Komplex äußerst spezifische Strahlenwirkungen versteckt sein können.

Wie kommt es nun zur Alteration? Der Gedanke Trendelenburgs, daß in der Haut unter dem Einfluß der Strahlen unmittelbar aus Histidin Histamin gebildet werde, welches dann seinerseits die Erscheinungen der Hyperämie usw. auslöse, konnte im Experiment nicht positiv entschieden werden. Und obwohl das Beispiel des Vitamins die direkte Bildung pharmakologisch stark wirksamer Agentien beweist, so muß vorerst doch als wahrscheinlicher angenommen werden, daß der unspezifische Komplex wie bei anderen Alterationen auf dem Umwege über eine Zellschädigung ausgelöst wird. Daß eine solche Zellschädigung unter Strahlenwirkung eintreten kann, das zeigen sowohl die Nekrosen stark bestrahlter Stellen (z. B. Ohrnekrosen bestrahlter Mäuse), wie auch viele noch zu besprechenden Beobachtungen an Einzelzellen.

Wie verhalten sich am Gesamtorganismus Strahlen verschiedener Wellenlänge? Wenn eine chemische Substanz im Lichte verändert wird, so entspricht das dabei wirksame Spektralgebiet ihrem Absorptionsspektrum. Wie die bekannte Erythemkurve von Hauser zeigt, fällt die Wirkungskurve an der Haut mit ihren beiden Maxima bei etwa 300 und 250 $\mu\mu$ mit der Kurve der durch die Haut durchgetretenen Strahlung zusammen, verläuft also gegensinnig zur Kurve der Absorption. Die Bedeutung der Strahlenabsorption im Wirkungssubstrat wird hier vollständig verdeckt durch die Absorption in der dem Wirkungssubstrat vorgeschalteten Hautschicht. Ähnliche Verhältnisse haben sich am Auge feststellen lassen (Birch-Hirschfeld). Für die Wirkung der verschiedenen Wellenlängen auf das lebende Objekt ist somit erste Voraussetzung, daß sie bis zu dem eigentlichen Wirkungssubstrat eindringen. So wird denn auch die Strahlenwirksamkeit nach kürzeren Wellenlängen zu durch die Schirmwirkung des Deckepithels etwa bei 250 $\mu\mu$ limitiert; erst die viel kürzeren Röntgenstrahlen gelangen wieder in die Tiefe. Auch die längeren Wellen zeigen wechselnde Eindringungsfähigkeit, so dringen die sichtbaren leichter ein wie die kurzwelligen ultraroten; sie können daher wohl auch, bei genügender Intensität, im Innern des Organismus Wirkungen entfalten, worauf neue Befunde von Jodlbauer über degenerative Vorgänge im Rückenmark intensiv bestrahlter Mäuse hinweisen. Infolge des relativ geringen Energiegehalts ihrer Quanten ist zwar von längeren Wellen in der Hauptsache nur eine unspezifische Wärmewirkung zu erwarten, die allerdings infolge

Verschiedenheit der Absorptionsverhältnisse einer gewissen spezifischen Lokalisation zugänglich zu sein scheint. Ähnlich liegen, wie die neuen Untersuchungen von Schliephake zeigen, die Dinge bei den noch längeren elektrischen Wellen.

Was nun die Wirkung auf die Zelle selbst betrifft, wie sie sich besonders deutlich bei Bestrahlung von Einzelzellen beobachten läßt, so begegnet man vielfach einem bekannten Wirkungstypus: Hemmung bis Destruierung durch hohe, Förderung bzw. Auslösung physiologisch gegebener Funktionen durch niedere Intensitäten. Die hemmenden und destruktiven Wirkungen äußern sich in ganz unspezifischer Weise, in Ruhigstellung von Protoplasmaströmung, von amöboider Bewegung und Flimmerbewegung, in Teilungshemmung, Fällung des Zelleiweißes, Hämolyse, Abtötung von Bakterien usw. Förderungswirkungen durch kleine Intensitäten werden erklärlicherweise nur bei gewissen Zellen beobachtet, so geht der Hemmung der Zellteilung eine Förderung voraus, der Abtötung von Samen eine Anregung zur Keimung. Gelegentlich der Studien über die mitogenetische Strahlung wurden von Reiter und Gabo für die Förderung der Zellteilung zwei Maxima bei etwa 340 und 280 $\mu\mu$ gefunden.

Auch die Förderungswirkungen sind der Strahlenwirkung keineswegs eigentümlich, sondern auch bei sehr vielen anderen Agentien beobachtet worden. Man faßt sie wohl am besten als reaktive Erscheinungen von seiten gewisser mit Selbstregulation ausgestatteter Zellen auf. Sicher sind nicht alle beobachteten Förderungen reaktiver Natur, so könnte die Steigerung der Glykolyse des Blutes nach Bestrahlung einfach Folge einer Zellzerstörung und des dadurch erfolgten Austritts des glykolytischen Ferments sein, und die Steigerung der Oxydationsvorgänge von Zellen nach Bestrahlung könnte auf der vom Leben der Zelle vollständig unabhängigen Autoxydation lipoider Stoffe beruhen, auf die man beim Studium der »Photoaktivität« aufmerksam geworden ist. Echte »Reaktionen« spielen bei dem umfangreichen Tatsachenmaterial der Phototaxie und des Phototropismus eine physiologisch wichtige Rolle; der reaktive Charakter der Vorgänge zeigt sich vor allem darin, daß bei derselben Straßeneinwirkung nicht nur verschiedenerlei Zellen, sondern auch dieselbe Zellart je nach ihren inneren Bedingungen ganz entgegengesetzt reagieren kann. Da auch bei den Phototaxie zeigenden Zellen mit zunehmender Strahlenintensität alle Übergänge von der Auslösung der physiologischen phototaktischen Reaktion bis zur Zerstörung der Zelle zu beobachten sind, so ist es das einfachste anzunehmen, daß auch für die phototaktische Reaktion der erste noch reparable Anfang einer Zellschädigung das Auslösungsmoment darstellt. Es fügt sich dieses Verhalten einem offenbar allgemeinen Organisationsprinzip der lebenden Systeme: irreversible physikalische und chemische Vorgänge in reversible biologische Funktionen zu transformieren.

Als Ursache der unspezifischen Zellschädigung sind verschiedene Vorgänge in Betracht gezogen worden. Daß eine Störung der Fermenttätigkeit, wie ausgesprochen wurde, die Ursache der rasch eintretenden Zelldestruktion sei, ist unwahrscheinlich; durch Licht abgetötete Bakterien lassen noch keine Abnahme der Aktivität ihrer Fermente erkennen. Für das primäre Entstehen destruierender Agentien (Seifen, Cholin) fehlen stichhaltige Experimente. Dagegen scheint gesichert, daß unter denselben Bedingungen, unter denen viele Zellen durch Strahlung zugrunde gehen, Eiweißkörper denaturiert werden. Hierauf hat in den letzten Jahren Sonne aus dem Finsen-Institut auf Grund der Übereinstimmung der wirksamen Spektralbezirke bei Zellzerstörung und Eiweißkoagulation besonders hingewiesen. Ob im einzelnen Falle der Primäreffekt der Eiweißdenaturierung am Kern, am Protoplasma oder, wie es bei den schönen Versuchen mit ultravioletter Akupunktur der Fall ist, an der Zellmembran lokalisiert ist, hängt wohl wieder von der Konkurrenz der Absorption im Wirkungssubstrat und der im vorgelagerten Medium ab. Ob daneben auch Destruktion anderer Zellbestandteile mitwirkt, muß noch dahingestellt bleiben.

Neben diesen am Organismus wie an der Einzelzelle zuerst in die Augen fallenden unspezifischen Wirkungen sind aber auch eine Reihe streng spezifischer Strahlenwirkungen bekannt. Außer der schon erwähnten Vitaminbildung sind in erster Linie die Kohlensäureassimilation und der Sehakt zu nennen. Daneben sei hier nur noch auf die interessante Beeinflussung der Dissoziation des Oxy- und Kohlenoxydhämoglobins durch Licht hingewiesen.

Es können jedenfalls durch Strahlung im lebenden Objekt sehr verschiedene Primäreffekte gesetzt werden; jede spezifische Strahlenwirkung hat ihren eigenen spezifischen Primäreffekt, für das Gros der beobachteten Lichtwirkungen auf tierische Organismen stellt offenbar die Eiweißdenaturierung den gemeinsamen unspezifischen Primäreffekt dar. So weit Angaben über antagonistische Wirkung von Strahlen verschiedener Wellenlänge an biologischen Objekten vorliegen, dürften, wenn auch antagonistische Wirkungen am selben Substrat theoretisch möglich sind, die entgegengesetzten Wirkungen aus der Auslösung verschiedener Primäreffekte mit ihren verschiedenen Folgeerscheinungen zu erklären sein.

Für die Transformierung der absorbierten Energie bis zum vollendeten Primäreffekt kommen zwei Möglichkeiten in Betracht, entweder eine photochemische Umwandlung oder — auf dem Umweg über die Umwandlung der Energie in Wärme — eine thermisch bedingte Veränderung des Substrates. Bei photochemischer Reaktion ist der Effekt der Anzahl der absorbierten Quanten, im Falle thermischer Veränderung dagegen der absorbierten Gesamtenergie proportional. Bei allen Strahlenwirkungen, die zu spezifischen chemischen Reaktionen führen, kommt wohl nur eine photochemische Ausnutzung der absorbierten Energie in Frage; für die Kohlensäureassimilation ist die Quantenbeziehung durch Warburg auch experimentell bewiesen worden. Im übrigen fehlen noch ausreichende Untersuchungen, auch Untersuchungen, bei denen die Bestrahlung mit definiertem Energiegehalt der angewandten Wellenlängen durchgeführt wurde, lassen nachträglich keine Entscheidung zu, da über die Größe der Absorption Angaben fehlen. Es gibt allerdings noch weitere Anhaltspunkte. So ist die Wirkung sichtbarer Strahlen in den meisten Fällen an die Anwesenheit von Sauerstoff gebunden, während die Wirkung kürzerer Wellen unabhängig davon ist. Für die sauerstoffabhängigen Wirkungen kann ebenfalls die photochemische Entstehung des Primäreffektes angenommen werden. Bei den sauerstoffunabhängigen Wirkungen könnte dagegen (verschiedene Parallelen mit der Wirkung von Hitze legen dies nahe) der Primäreffekt auch auf dem Umwege einer diskreten Temperaturerhöhung (»Punktwärme«) zustande kommen. Bei der Anordnung der Versuche ist auf diese zweierlei Wirkungsweisen nur selten Rücksicht genommen worden.

Noch einige Worte zur Photosensibilisierung. Die Wirkung der Sensibilisatoren fällt naturgemäß in die Wirkungsphase bis zur Bildung des Primäreffektes. Die Fluoreszenz der Sensibilisatoren muß auch heute noch als Bedingung ihrer Wirksamkeit auf biologische Objekte gelten, ebenso die Sauerstoffanwesenheit. Die in letzter Zeit erneut diskutierte Frage, ob auch die Wirkung ultravioletter Strahlen durch fluoreszierende Stoffe verstärkt werden könne, ist wohl nicht ganz richtig gestellt; man müßte fragen, ob auch die sauerstoffunabhängigen Wirkungen der kurzen Wellen durch diese Sensibilisatoren katalysiert werden, eine Frage, die aus dem vorliegenden Untersuchungsmaterial nicht zu beantworten ist. Was den näheren Wirkungsmechanismus anlangt, so ist wohl Katalyse durch Zwischenreaktion anzunehmen, wobei eben die Zwischenreaktion durch die Bestrahlung in Gang gebracht wird. So wird z. B. Oxalsäure unter Sauerstoff bei Anwesenheit von Methylenblau im sichtbaren Licht oxydiert, ohne daß das Methylenblau am Schluß der Reaktion verändert ist. Ohne Sauerstoff erfolgt Dehydrierung der Oxalsäure unter Reduktion des Methylenblaus zur Leukobase, die bei nachträglicher Sauerstoffzuführung wieder zum Farbstoff oxydiert wird. Während diese zweite Phase auch im Dunkeln abläuft, kommt die Dehydrierung der Oxalsäure durch Methylenblau nur unter Lichteinwirkung zustande. Über den Mechanismus, der neuerdings öfters untersuchten Peroxydierung von Lipoiden durch Licht und Katalysator scheint noch nichts Näheres bekannt zu sein.

Zusammenfassend müssen wir somit sagen, daß über die Einzelheiten der biologischen Strahlenwirkung heute nur sehr ungefähre theoretische Vorstellungen möglich sind. Sicher gelten die Gesetze der Photochemie auch im biologischen System, doch sind sie hier durch die Besonderheit der Struktur und der Zusammensetzung modifiziert, so kann, wie wir sahen, die Bedeutung der Absorption des Wirkungssubstrates durch die Absorption vorgeschalteter Strukturteile vollkommen verdeckt sein; infolge der Zusammensetzung der biologischen Objekte aus leicht oxydablen Substanzen stehen Oxydationsvorgänge im Vordergrund. Die Transformierung der von dem Wirkungssubstrat absorbierten Energie bis zum biologisch faßbaren Primäreffekt geschieht teils photochemisch, teils auf dem Umwege über Wärmebildung. Nach dem ersteren Modus verlaufen die spezifischen biologischen Strahlenwirkungen. Das Gros der am tierischen Organismus in die Augen fallenden Erscheinungen nach Bestrahlung stellt einen hinsichtlich seiner Ursache ganz unspezifischen Wirkungskomplex dar; es handelt sich, soweit man heute sieht, um Folgeerscheinungen einer durch Licht gesetzten Zellschädigung, die wiederum auf eine unspezifische Eiweißdenaturierung als Primäreffekt zurückgeht. Die neue Erkenntnis von der Möglichkeit einer spezifischen photogenetischen Vitaminbildung im Organismus muß nunmehr dazu auffordern, zwischen dem unspezifischen Wirkungskomplex nach weiteren spezifischen Wirkungen zu fahnden, wo möglich solche zu erzeugen. Hierfür wird es allerdings notwendig sein, das bisher aus allen Kalibern geübte Trommelfeuer durch ein Zielfeuer von bestimmten Wellenlängen zu ersetzen.

3. H. Holthusen (Hamburg): Biologische Wirkungen der Röntgen- und Corpuscularstrahlen.

Die Wirkung der Röntgen- und Corpuscularstrahlen auf die lebendige Substanz unterscheidet sich von den Wirkungen der Lichtstrahlen in mehrfacher Hinsicht grundsätzlich. Die Verschiedenheiten in der Durchdringungsfähigkeit sollen dabei nicht in den Vordergrund gestellt werden, da die Tatsache, daß das ultraviolette Licht in den obersten Hautschichten vollständig absorbiert wird, während die Röntgenstrahlen bei geeigneter Härte den ganzen Körper durchdringen, auch bei der Indikationsstellung für die klinische Anwendung der verschiedenen Strahlenarten nicht maßgebend ist. Von entscheidender und grundsätzlicher Bedeutung sind die Unterschiede zwischen Licht- und Röntgenstrahlen in energetischer Beziehung. Herr Gudden hat in seinem Referat auf das Wesentliche hingewiesen: Die von den Röntgenstrahlen mitgeführten Energien sind — wohlverstanden im Elementarvorgang, nicht summarisch gesprochen — von einer ganz anderen Größenordnung als die für irgendwelche molekularen Umsetzungsprozesse erforderlichen Energiemengen, und stellen selbst in den Bruchteilen, in denen sie beim Streuvorgang absorbiert werden, zumeist das Vielfache der inneren Bindungsernergien der Moleküle dar. Infolgedessen wird beim Absorptionsakt und selbst noch beim Streuprozeß ein großer Energieüberschuß an das abgespaltene Elektron abgegeben, das dadurch zum Photo- oder Streuelektron wird. Es sind darum gar nicht die Strahlenquanten selber, sondern diese Elektronenstrahlen, welche die chemischen und damit auch die biologischen Röntgenstrahlenwirkungen hervorrufen. Röntgenstrahlenwirkungen sind letzten Endes nichts anderes als Kathodenstrahlenwirkungen. Und dies ist auch der Grund, weshalb es berechtigt ist, die Wirkung der Röntgen- und Corpuscularstrahlen, soweit es sich dabei um grundsätzliche Dinge handelt, gemeinsam zu besprechen. Insofern auch die α-Strahlen nach Maßgabe der von ihnen beim Durchqueren der Moleküle in Freiheit gesetzten Elektronen wirksam sind, wie vor allem Lind und Mund in zahlreichen Untersuchungen gezeigt haben, gehören auch sie hierher.

Im einzelnen unterscheiden sich die Strahlenarten durch Intensität (Dichte) und ihre Durchdringungsfähigkeit. Die größte Strahlendichte wird bei den Kathodenstrahlen erreicht, in der Form, wie sie aus den modernen Coolidge-Röhren austreten. Während die α-Strahlen wegen der geringen Reichweite in ihrer Wirkung an die Verteilung ihrer Träger, der radioaktiven Salze und Emanationen, gebunden sind, besteht der große Vorzug der Röntgenstrahlen in methodischer Hinsicht darin, daß sich die bei ihrer Absorption gebildeten Photoelektronen und Comptonelektronen dank der Durchdringungsfähigkeit der sie erzeugenden Röntgenstrahlen sehr gleichmäßig durch größere Körperschichten hindurch verteilen. Und wenn auch die Gesamtenergie pro Volumeneinheit außerordentlich gering ist, so gering, daß die feinsten Methoden gerade empfindlich genug sind, um die erzielten kalorischen Effekte nachzuweisen, so ist doch die örtliche Energiekonzentration groß genug, um beliebige Molekularprozesse einzuleiten.

Der grundsätzliche Unterschied zwischen Licht- und Corpuscularstrahlenwirkungen, zu denen wir also auch die Röntgenstrahlenwirkungen zu rechnen haben, besteht darin, daß die Elektronen ihre Energie in beliebigen Teilbeträgen abzugeben vermögen. Während bei den Lichtstrahlen, die ihre Energie nur als Ganzes, entsprechend ihrer Quantengröße, abgeben können, ausgesprochene Resonanzen bestehen mit der Aufnahmefähigkeit bestimmter Energiebeträge durch die Moleküle, die sich in ihrem Absorptionsspektrum zu erkennen gibt, und darum eine ausgesprochene Wellenlängenabhängigkeit der photochemischen Reaktionen gefunden wird, ist bei den Röntgenstrahlen etwas Derartiges nicht vorhanden. Im Gebiete der Röntgenstrahlen hat die Änderung der Wellenlänge lediglich eine Geschwindigkeitsänderung der ausgesendeten Photo- und Comptonelektronen zur Folge und eine Änderung des Grades der Absorption, die aber außerhalb des Gebietes der selektiven Absorption in verschiedenen Substanzen proportional verläuft. Es ist deswegen nicht wunderbar, daß qualitative Änderungen in der Wirkung von Röntgenstrahlen verschiedener Wellenlänge nie einwandfrei gefunden worden sind, oder da, wo sie gefunden wurden, auf Unterschiede in der räumlichen Verteilung der Strahlung zurückgeführt werden konnten, die mit der Änderung der Absorption in Abhängigkeit von der Wellenlänge zusammenhingen. Wird die biologische Wirkung der Röntgenstrahlen verschiedener Wellenlänge auf den Effekt der Ionisationswirkung in Luft bezogen, so sind die biologischen Reaktionen auch in quantitativer Hinsicht von der Wellenlänge unabhängig.

An dieser Auffassung kann auch gegenüber den neuerdings von verschiedenen Seiten gemachten Versuchen festgehalten werden, eine Wellenlängenabhängigkeit in der Form eines Einflusses der Quantengröße der einwirkenden Röntgenstrahlung auf den zeitlichen Verlauf der Strahlenschädigung bei Bakterien, Pflanzensamen, Eiern in der Embryonalentwicklung, festzustellen. Die zugrunde liegende Argumentierung ist insofern von Interesse, als sie davon ausgeht, die bei der Untersuchung der Strahlenwirkung auf kleine Objekte, wie Bakterien, Eier niederer Tiere, Zellen, auftretenden großen individuellen Unterschiede in der Reaktionsfähigkeit durch Unterschiede in der Zahl der auf jedes Individuum entfallenden Absorptionsereignisse zu erklären. Macht man sich diese Auffassung zu eigen, so stellt die bei einer summarischen Betrachtung des Verlaufs der Strahlenschädigung in Abhängigkeit von der Dosis gefundene Schädigungs- oder Absterbekurve mit ihrem ogivalen Verlauf nicht eine Variabilitätskurve, sondern eine Wahrscheinlichkeitsverteilungskurve dar. Berücksichtigt man ferner, daß die Gesamtwirkung einer bestimmten Dosis von der Wellenlänge unabhängig ist, die Zahl der auf eine bestimmte Dosis entfallenden Quanten aber mit der Wellenlänge sich ändert, so ist eine Änderung in der Form der Absterbekurve mit der Wellenlänge zu erwarten. Leider halten die Versuche, in denen derartiges beobachtet sein soll, einer genauen Prüfung entweder nicht stand oder besitzen doch noch kein genügendes Gewicht, um als Beweis für eine so fundamentale Erscheinung gelten zu können, wie es der Einfluß von Quantenwirkungen auf die Absterbeordnung biologischer Elementargebilde darstellen würde. Unsere eigenen, mit unserem Mitarbeiter Braun ausgeführten, eingehenden Untersuchungen[1] führten denn auch zu dem Ergebnis, daß zunächst beim Ascarisei, einem Objekt, das besonders gut zu quantitativen Untersuchungen geeignet ist, die Schädigungskurve allein durch die fluktuierende Variabilität der Einzelindividuen bestimmt wird, und daß die Wahrscheinlichkeitsverteilung der Treffereignisse sie nicht beeinflußt.

---

[1] Die im Druck befindliche ausführliche Veröffentlichung erscheint in der »Strahlentherapie«.

Selbstverständlich hat man sich seit dem Bekanntwerden der zellschädigenden Wirkungen der Röntgenstrahlen viel mit der Frage beschäftigt, welche chemischen Reaktionen sie auslösen. Wenn man dabei im Modellversuch bestimmte für den Aufbau und den Stoffwechsel der Zellen integrierende Bestandteile bestrahlt und durch chemische Analyse Änderungen festzustellen versucht hat, so ist man dabei bisher wenig weiter gekommen. Denn wenn bei den durch β-Strahlen hervorgerufenen chemischen Prozessen die Zahl der umgesetzten Moleküle größenordnungsweise der Zahl der in Freiheit gesetzten Elektronen entspricht, wie das besonders aus den Untersuchungen von Kailan hervorgeht, so kann bei den Dosen, welche manifeste, biologische Wirkungen an lebenden Zellen hervorrufen, keine Ausbeute irgendwelcher radiochemischer Prozesse erwartet werden, die sich durch eine quantitative Analyse nachweisen läßt. Bei den bekannten Reaktionen der Verfärbung der Bariumplatincyanürtablette und der Ausscheidung von Kalomel aus einer Sublimatlösung beruht die größere Empfindlichkeit auf der ungleich stärkeren Absorption und der dadurch bedingten ungleich größeren Elektronendichte.

Und wenn der Effekt der Schwärzung photographischer Emulsionen scheinbar eine Ausnahme macht, so muß man sich darüber klar sein, daß die Zahl der im Entwicklungsprozeß reduzierten Silberatome in keiner Weise der Zahl der im Primärprozeß umgesetzten Moleküle entspricht, sondern daß der Vorgang der Entwicklung eine Vervielfältigung des Primäreffektes hervorruft. Zweifellos hat die Vorstellung viel für sich, die auch das, was sich in der lebenden Zelle im Anschluß an eine Bestrahlung abspielt, mit einem Entwicklungsprozeß vergleicht. Jedenfalls sind das, was wir an manifesten Veränderungen an der Zelle sehen, Folgereaktionen, die sich an den Primärprozeß anschließen, den wir nicht sehen und nicht messend verfolgen können.

Es kann dennoch eine Reihe von guten Gründen dafür angeführt werden, daß der erste Angriffspunkt der Strahlen in den Eiweißmolekülen zu vermuten ist, und daß die Primärreaktion bei der Röntgenwirkung auf die lebendige Zelle eine Strahlendenaturierung des Eiweißes ist. Hierfür spricht vor allem die weitgehende Ähnlichkeit, die zwischen dem Verlauf der Strahlenschädigung und der Temperaturschädigung besteht, die durch eine Hitzedenaturierung des Eiweißes hervorgerufen wird. Durch kurz dauernde Temperaturerhöhung auf 51—52° lassen sich bei wachsenden Embryonen dieselben charakteristischen Mißbildungen erzielen wie durch Röntgenstrahlen. Die für die Röntgenschädigung charakteristische Empfindlichkeitssteigerung während der Mitose findet sich auch bei der Temperaturschädigung (Holthusen). Westermark hat bei tumortragenden Ratten durch Erwärmung der Gegend des Tumors auf 45—48° für die Dauer von 20—90 Minuten mittels Diathermie an einem erheblichen Prozentsatz seiner Versuchstiere die Tumoren zu völliger Rückbildung gebracht. Eine weitere Stütze erhält die Auffassung von der Bedeutung des Eiweißes als Angriffspunkt der Strahlen durch die Feststellung des Einflusses von Elektrolyten auf die Strahlenempfindlichkeit von Zellen. So wurde zuerst von Kroetz gezeigt, daß die Geschwindigkeit der Röntgenhämolyse nach den gleichen Ionenreihen erfolgt, die von Hoffmeister als charakteristisch bei der Untersuchung der Beziehungen der neutralen Salze zu eiweißartigen Kolloiden gefunden worden sind. Für die Bedeutung des Eiweißes als Angriffspunkt der Strahlen können ferner angeführt werden die Art und Weise, wie sich die Strahlenreaktion manifestiert: Phasenänderungen der kolloidalen Zellbestandteile, Verflüssigung des Zellprotoplasmas bei Protozoen, wie sie Zuelzer und Philipp beobachtet haben, Auftreten granulärer Strukturen, wie sie Strangeways und Oakley in Gewebskulturen sahen, spielen dabei eine große Rolle.

Den Schlußstein in der Kette der Argumente für die Bedeutung der Eiweißdenaturierung bei der Primärwirkung der Röntgenstrahlen bildet der Nachweis des Strahleneinflusses auf native Eiweißlösungen. Die Koagulierbarkeit von Eiweißlösungen durch Lichtbestrahlung war schon bekannt, als Fernau im Jahre 1915 die erste Mitteilung über die Strahlendenaturierung von Eiweißlösungen durch Radiumeinwirkung veröffentlichte. Die Beobachtung grob sichtbarer Trübungen oder die Messung der Viskositätssteigerungen waren jedoch sehr sempfindlich. Einen wichtigen Schritt nach vorwärts bedeutete es, als Wels die Zählung der in bestrahlten Eiweißlösungen sich bildenden Submikronen als Maßstab für die Eiweißschädigung wählte. Mit dieser Methode gelang ihm zum ersten Male die Feststellung, daß an Globulinlösungen bereits die Bestrahlung mit einer HED eine merkliche Vermehrung der Submikronen bewirkt. Leider stellt das Auftreten im Ultramikroskop sichtbarer Mizellen nur eine vorübergehende Phase bei dem Mechanismus der Aggregatbildung in den strahlendenaturierten Eiweißlösungen dar. Solange die Bildungsgeschwindigkeit nicht bekannt ist, kann aus der Zählung der Mizellen im Dunkelfeld kein Schluß auf den Gesamteffekt nach der quantitativen Seite gezogen werden. Und außerdem: So sehr sich unser Interesse gerade den Vorgängen zuwenden muß, die sich an den Primäreffekt der Strahlen anschließen, und die in dem Modellversuch mit definierten Eiweißlösungen ihr Korrelat in dem Koagulationsprozeß haben, so ist doch zu fragen, wieweit unter den Bedingungen in vitro für diese sekundären Vorgänge mit der lebenden Zelle vergleichbare Verhältnisse gegeben sind. Wenn das Auftreten verschiedener aufeinander folgender Maxima der Teilchenbildung bei der Betrachtung bestrahlter Eiweißlösungen im Ultramikroskop mit dem Auftreten der Reaktionswellen beim Hauterythem in Parallele gesetzt wird, so ist das jedenfalls zunächst nicht mehr als eine äußere Analogie. Dagegen bildet die Beobachtung von Kroetz, der bei der Röntgenhämolyse einen Einfluß der verschiedenen Kationen und Anionen nach den Hofmeisterschen Reihen auf die Lysegeschwindigkeit auch dann fand, wenn die bestrahlten Körperchen während der Latenzzeit in isotonische Salzlösungen gebracht wurden, einen direkten Hinweis auf die Bedeutung der Milieubedingungen, unter denen sich die Folgereaktionen an den strahlendenaturierten Eiweißkörpern abspielen, für das Zustandekommen und für die Intensität der manifesten Strahlenschädigung bei gleichem Primärinsult. Zweifellos beeinflussen die Milieubedingungen aber auch die Größe des Primäreffektes selber. In dieser Beziehung ist hauptsächlich der Einfluß des Wassergehaltes der Zellen und Gewebe zu nennen, die Zunahme der Empfindlichkeit mit der Quellung der Zellkolloide, wie sie an keimenden und wieder ausgetrockneten Bohnen von Petri gefunden und bei Protozoen zuerst von Schaudinn festgestellt und später durch Zuelzer und Philipp genauer untersucht wurde; nebenbei ungefähr das einzige, was von den Faktoren bekannt ist, welche die sehr erheblichen Unterschiede in der Strahlenempfindlichkeit verschiedener biologischer Objekte beherrschen.

Da der Strahleninsult nicht unmittelbar sichtbar wird, sondern sich erst im Verlaufe des Zellebens manifestiert, ist die Entwicklung der manifesten Strahlenschädigung an den normalen Ablauf des Stoff- und Formwechsels der Zellen gebunden; und da dessen normale Funktion bei höheren Organismen in erster Linie vom Blutkreislauf abhängig ist, so läßt sich verstehen, welche Bedeutung die Blutversorgung für das Zustandekommen und für die Entwicklung der Strahlenreaktion hat. An der Milz und an den Lymphknoten, deren Follikel besonders radiosensibel sind, so daß sich in ihnen die Strahlenwirkung schon nach wenigen Stunden in Form der Degeneration der Keimzentren zu erkennen gibt, läßt sich dies sehr gut demonstrieren. Unterbricht man unmittelbar nach der Bestrahlung temporär für einige Stunden den Blutkreislauf der Milz, so wird das Eintreten der Zellschädigung um ebensolange hinausgeschoben, ohne sich im übrigen in Stärke und Charakter zu ändern. Auf der anderen Seite erfolgt die Änderung der Strahlenempfindlichkeit selbst unter dem Einfluß der Unterbrechung der Blutzirkulation offenbar nur allmählich. Denn bestrahlt man bei kurz zuvor abgebundenen Gefäßen und stellt nach dem Ende der Bestrahlung die Blutzirkulation wieder her, so ist der Umfang der in den Keimzentren eintretenden Degenerationen gegen die Norm kaum verändert. Doch nimmt, wie besonders französische Autoren festgestellt haben, allmählich die Strahlenempfindlichkeit erheblich ab.

Der normale Ablauf des Zellebens ist auch die Vorbedingung für eine Reparation des Strahleninsults. Obgleich wir Grund für die Annahme haben, daß die primäre Schädigung einen irreversiblen Prozeß darstellt, was aus der Tatsache geschlossen werden kann, daß bestrahlte Pflanzensamen den einmal gesetzten Strahleninsult jahrelang unverändert bewahren und daß die bei der Keimung sich entwickelnde Strahlenschädigung unabhängig ist von dem Intervall zwischen Bestrahlung und Keimung, was ferner daraus hervorgeht, daß bei Eiern in der Anoxybiose der Grad der Schädigung gefunden wird, gleichgültig, ob die Entwicklung der Eier unmittelbar an die Bestrahlung angeschlossen wird oder erst nach einer Reihe von Tagen erfolgt; trotzdem also die Zelle im Stadium der »vita minima« den Strahleninsult wie ein Engramm bewahrt, kann sie sich doch unter normalen Lebensbedingungen erholen. Dieser Reparationsprozeß, diese Gegenreaktionen gegen den Strahleninsult setzen in der Zelle unter normalen Stoffwechselbedingungen schon unmittelbar nach der Bestrahlung ein und haben zur Folge, daß die Gesamtwirkung einer bestimmten Dosis in hohem Maße von der Zeit abhängig ist, in der sie gegeben wurde. Nur im Stadium der vita minima tritt eine vollständige Kumulation ein. Der Einfluß des »Zeitfaktors« der Bestrahlung, wie man ihn auch genannt hat, zeigt sich schon bei sehr kurzen Gesamtbestrahlungszeiten. Bei Ascariseiern läßt sich dieses Zurückbleiben der Gesamtwirkung an einem flacheren Verlauf der Schädigungskurve mit Dosen nachweisen, die sich nur über $1/2$ Stunde ausdehnen.

Die unvollständige Kumulation der Gesamtdosis oder, anders ausgedrückt, die Abhängigkeit der Wirkung von der Intensität bei gleicher Dosis, mit anderen Worten die Nichtgültigkeit des Bunsen-Roskoeschen Gesetzes, vielmehr die Gültigkeit eines Gesetzes, das dem Schwarzschildschen Gesetz in der Photographie analog, wenn auch nicht wesensverwandt ist, stellt nur das Grundgesetz in der Wirkung zeitlich verteilter Dosen dar. Mit ihm steht die klinische Erfahrung in Übereinstimmung, wonach die Toleranzdosis, die ein Gewebe bis zu seiner Schädigung vertragen kann, mit der Bestrahlungszeit anwächst. Nicht minder wichtig sind die mit dem normalen Zelleben verbundenen zeitlichen Änderungen der Strahlenempfindlichkeit, der Umstand, daß die Zelle in einem besonders empfindlichen Stadium ihres Lebensrhythmus oft erst bei zeitlich ausgedehnter Bestrahlung getroffen wird und ferner besonders bei höher organisierten Geweben die Änderung der Empfindlichkeit unter dem Einfluß der Strahlenreaktion selber, falls diese noch während der Bestrahlung abläuft. Hier spielen auch die Fragen einer Strahlenallergie (Schinz), einer Hyperergie oder Immunität eine Rolle, über die von mir vor 1 Jahre in Stockholm berichtet wurde.

Die Frage, an welchen Bestandteilen der Zelle, am Kern, am Protoplasma oder an der Zellmembran sich der Strahleninsult zuerst zu erkennen gibt, hat keine prinzipielle Bedeutung, da es ganz von der angewandten Untersuchungsmethode und ihrer Vollkommenheit abhängt, in welcher Reihenfolge sie zur Beobachtung kommen. Der Primärinsult trifft alle Bestandteile der Zelle. Dagegen gilt es als Charakteristikum der Röntgenstrahlenwirkung, daß bei allen Mausergeweben, d. h. in allen Geweben, in denen Zellteilungen vor sich gehen, zuerst die Teilungsfähigkeit der Zelle aufgehoben wird, auf alle Fälle viel eher, als ihre Bewegungsfähigkeit und ihr Stoffwechsel leidet. Nach den eingehenden Untersuchungen von Wels über die Atmung von Bakterien, Hefen und Zellsuspensionen und über die Hefegärung ist der Schluß berechtigt, daß die energieliefernden Reaktionen nicht den Angriffspunkt der Strahlen bilden. Und wenn sich auch gezeigt hat, daß die Gärung empfindlicher ist als die Atmung, so sind die zur Beeinflussung der Glykolyse in überlebenden Gewebsschnitten von embryonalem und Tumorgewebe benötigten Dosen von 10—60000 r (Frik) doch außerordentlich groß. Die Zelle stirbt nicht ab, weil sie erstickt, und ebenso bleibt kein Raum für die Vorstellung, daß die elektive Beeinflussung der Karzinomzellen auf einer Umsteuerung ihres Stoffwechsels im Sinne eines Zurücktretens der anaeroben Glykolyse gegen die Sauerstoffatmung beruht.

Bisher wurde die Röntgenschädigung nur unter dem Gesichtspunkt betrachtet, daß von den Strahlen lebenswichtige Moleküle oder Strukturen verändert, »denaturiert«, werden. Es ist aber ebenso die Möglichkeit ins Auge zu fassen, daß unter der Einwirkung der Strahlen »giftige« Substanzen entstehen, die für die Zellschädigung verantwortlich zu machen sind. Innerhalb des Bereiches, der von den Strahlen getroffen wird, ist es nach dem gegenwärtigen Stand der Kenntnis unmöglich zu entscheiden, wieweit die Bildung toxisch wirkender Körper unter dem Strahleneinfluß an der Strahlenreaktion beteiligt ist. Beobachtungen wie die, daß Explantate aus bestrahlten Embryonen bei geeigneter Dosis nur dann anwachsen, wenn sie unmittelbar nach der Bestrahlung explantiert werden, aber nicht mehr, wenn sie noch einige Zeit im bestrahlten Organismus belassen werden, sprechen sehr zugunsten der Auffassung von der Mitwirkung von Zellgiften. Ebenso ist es bei der Hautreaktion, soweit die entzündliche Komponente in Betracht kommt, durchaus strittig, ob eine direkte Beeinflussung der Gefäßendothelien oder indirekte Wirkungen von Substanzen, die aus den geschädigten Epidermiszellen stammen, den Ausschlag geben.

Um so mehr ist der direkte Nachweis charakteristischer, von der Norm abweichender Eigenschaften des strömenden Blutes geeignet, der Auffassung von der Bildung und dem Übertritt pharmakologisch wirksamer Substanzen in den Säftestrom eine Stütze zu geben.

Zum ersten Male haben Linser und Helber die Möglichkeit des Auftretens von Stoffen im Blut erwogen, die unter der Einwirkung der Strahlen aus zerfallenden Zellen entstehen und dem Blute der bestrahlten Tiere besondere biologische Eigenschaften verleihen. Allerdings hielt ihre Auffassung von einem Leukotoxin mit der Fähigkeit, Leukocyten aufzulösen, womit die Bestrahlungsleukopenie erklärt werden sollte, der Nachprüfung nicht stand. Aber daß aus bestrahlten Organen leukopenisch wirkende Substanzen ins Blut übertreten, hat sich in späteren Versuchen von Benjamin und Sluka durch Bestrahlung des Kaninchenohres bestätigt und ist von Giraud und Parès an der temporär unterbundenen Milz, von Behne, und unabhängig von ihm von Zacherl, im Parabioseversuch gezeigt.

Von besonderem Interesse ist der Nachweis vasokonstriktorischer und vasodilatatorischer Wirkungen im Blute nach Röntgenbestrahlung wegen der Beziehungen, die diese Befunde in den Untersuchungen haben, die von dem Leiter des hiesigen Pharmakologischen Institutes angestellt sind und welche gerade die durch Protoplasmazerfall hervorgerufenen Änderungen der pharmakologischen Eigenschaften des Blutes zum Gegenstande haben. Während Müller, der Blut bestrahlter Kaninchen auf das Läwen-Trendelenburgsche Froschgefäßpräparat wirken ließ, 12—15 Stunden nach Röntgenbestrahlungen eine deutliche Zunahme der vasokonstriktorischen Wirkung gegenüber dem normalen Serum feststellte mit einem Maximum nach 36 Stunden, fand Cramer, der mit Frischblutextrakten von Bestrahlungspatienten nach der Methode Freunds arbeitete, vasokonstriktorische und vasodilatatorische Wirkungen im Serum, für die er im Anschluß an die Anschauungen von Lewis histaminähnliche Substanzen verantwortlich machte.

Eine grundsätzliche Bedeutung kommt den Beobachtungen von Risse und Poos zu über die Bildung von Substanzen unter der Bestrahlung im Blute von Kaninchen, die auf die Pupille teils konstriktorisch im Sinne von Insulin, teils dilatatorisch im Sinne von Adrenalin wirkten. Das Grundsätzliche in ihren Ergebnissen ist einmal darin zu sehen, daß sie den Nachweis des Auftretens von Substanzen erbrachten, die am vegetativen Nervensystem angreifen, zweitens, daß nebeneinander sympathisch und parasympathisch wirkende Substanzen auftraten, wodurch eine Zweiphasigkeit der Wirkung bedingt wurde. Schließlich kam in den Versuchen zum Ausdruck, daß die Anspruchsfähigkeit des empfindlichen Organes für die Richtung des Effektes eine ausschlaggebende Rolle spielte. All das findet sich wieder bei der Symptomatologie der Allgemeinwirkungen der Röntgenstrahlen beim Menschen. Auch sie lassen sich beschreiben als eine Veränderung der Reaktionslage des vegetativen Nervensystems. Die Zweiphasigkeit der Veränderungen ist in vielen Fällen charakteristisch. Dies gilt schon für den Wassergehalt des Blutes, bei dem (nach Kroetz) eine erste flüchtige Phase, die in einer Wasserzunahme besteht, von einer zweiten, mehrere Tage anhaltenden Periode einer Verminderung des Wassergehaltes gefolgt ist. Dies gilt ferner für die Änderung der aktuellen Reaktion des Blutes, wo auf eine vorübergehende geringe Azidose eine Reaktionsverschiebung nach der alkalischen Seite folgt; sie findet sich bei dem Verhalten des Blutzuckers, bei dem einer flüchtigen Hypoglykämie eine Erhöhung des Blutzuckerspiegels nachfolgt. Beim Bluteiweiß wird nach Wichels und Behrens das Verhalten weitgehend durch die Reaktionsbereitschaft des Organismus bestimmt. Nach ihnen wird bei Normalen eher eine Albuminämie unter Reduktion des Globulinanteils gefunden als eine Globulinzunahme. Charakteristisch ist die Zunahme des Gerinnungsvermögens, während die Angaben über die Änderung der Senkungsgeschwindigkeit und des Cholesterinspiegels sich widersprechen. Unter den Veränderungen im Mineralgehalt des Blutes, deren Kenntnis wir ebenfalls den systematischen Untersuchungen von Kroetz verdanken, steht die Abnahme des Chlors im Vordergrund. Kalium nimmt etwas zu, Calcium etwas ab, der Gehalt an Phosphationen ist regelmäßig erhöht. Die Gesamtbilanz der Verschiebungen unter den Kationen und Anionen ergibt eine deutliche Vergrößerung des Anionendefizits im Blutserum. An den Formelementen ist eine Scheinvermehrung der roten Blutkörperchen charakteristisch (Krömeke). Die Zahl der weißen Blutkörperchen zeigt wellenförmige Schwankungen.

Diese wenigen Bemerkungen können dem bunten und vielseitigen Bilde der Zustandsänderungen des strömenden Blutes nicht gerecht werden. Alle Versuche, die Reaktionsweise des Blutes unter dem Einfluß der Röntgenbestrahlung in ein System zu bringen, sind bisher gescheitert. Das darf nicht wundernehmen, wenn man die Vielfältigkeit der Abhängigkeiten bedenkt, als deren Resultat die Zusammensetzung des strömenden Blutes zu gelten hat. In Betracht kommt die direkte Beeinflussung der Bildungsstätten für die Substanzen, aus denen sich das Blut zusammensetzt, bzw. der Organe, die an der Regulierung ihrer Konzentration in den Körpersäften teilhaben; von Bedeutung ist die veränderte Durchlässigkeit der Zellen in dem Bestrahlungsgebiet mit dem Ergebnis des Übertritts von Substanzen in den Säftestrom, die normalerweise von den Zellen zurückgehalten werden. Am wenigsten dürften die Allgemeinwirkungen durch die direkte Strahlenwirkung auf das strömende Blut bedingt sein. Alles weist darauf hin, daß die Blutveränderungen von der Reaktionsbereitschaft des Organismus abhängig sind, die wir doch irgendwo ins Gewebe verlegen müssen. Selbstverständlich ist viel an die Möglichkeit einer direkten Beeinflussung des autonomen Nervensystems gedacht worden. Die Unabhängigkeit der Art und Weise der Allgemeinreaktion von der bestrahlten Körpergegend — nicht ihrer Intensität, die ein ausgesprochenes Maximum bei Bestrahlung der Oberbauchgegend hat — spricht ebenso gegen die Annahme direkter Beeinflussung der vegetativen Nerven, wie die Erfahrung, daß sich die Nervensubstanz der Strahlenwirkung gegenüber besonders indifferent verhält. Es bleibt jene Vorstellung, deren Annahme zugleich am ehesten geeignet ist, die Wirkung der Strahlen auf den lebenden Organismus unter einheitlichen Gesichtspunkten zu betrachten, die Hypothese von der Bedeutung der Zellzerfallstoffe für die Allgemeinwirkung der Strahlen. Danach stellt das Eiweißmolekül selbst das strahlenempfindliche Substrat dar; die Folgen seiner Beeinflussung gehen nach zwei Richtungen. Der Ausfall lebenswichtiger Moleküle bringt früher oder später, oft erst nach längerer Latenzzeit, den Ablauf der Zellvorgänge aus seinem normalen Geleise. Der Abbau der von den Strahlen getroffenen

Moleküle stellt eine Quelle für pharmakologisch wirksame Substanzen dar, die für die Allgemeinwirkungen und wahrscheinlich auch für einen Teil der örtlichen Wirkungen verantwortlich zu machen sind.

Wir stehen am Ende unseres Streifzuges durch das Gebiet der Strahlenbiologie. Das Reisetempo glich allerdings weniger dem einer beschaulichen Fußwanderung als einer modernen Luftreise. So weiß ich denn auch nicht, ob es überhaupt gelungen ist, Ihnen von dem durchflogenen Gebiet irgendeinen Eindruck zu vermitteln. Versuchen wollte ich, Ihnen zu zeigen, daß die Probleme, zu denen die Beschäftigung mit der Strahlenbiologie führt, letzten Endes in ähnlicher Richtung liegen wie die der allgemeinen Pharmakologie, aber dabei doch eine Sonderstellung einnehmen. Die Mittel, deren Einfluß auf den menschlichen Organismus zu studieren Aufgabe der Pharmakologie ist, wirken chemisch, letzten Endes ebenfalls energetisch durch die Kraftfelder ihrer Moleküle und die in ihnen enthaltene potentielle Energie, die sie befähigen, mit den Zellmolekülen Verbindungen einzugehen oder sie zu spalten. Applikationsweise, Resorption, Löslichkeit und Permeabilität bestimmen die Konzentration, mit der die Stoffe an die Wirkungsorte gelangen, ihre chemischen Eigenschaften die Art und Weise der Wirkung, die sie ausüben. Immer bleibt die Reaktionsfähigkeit des Körpers maßgebend für die Art und Weise, wie sich die Einwirkung manifestiert.

. Gegenüber dieser unerschöpflichen Fülle von Variationsmöglichkeiten in den Bedingungen für die Wirkung, die das Thema der speziellen Pharmakologie bilden, stellt die Einwirkung der Röntgenstrahlen die letzte Vereinfachung und Verallgemeinerung dar. Die höchste Vereinfachung insofern, als es dank der Absorptionseigenschaften der Röntgenstrahlen möglich ist, die Milieubedingung »Röntgenstrahlen einer gewissen Qualität und Quantität« räumlich sehr gleichmäßig durch größere Volumina und zeitlich sehr scharf begrenzt in einer so exakten Weise herzustellen, wie das auf andere Weise kaum möglich ist; die letzte Verallgemeinerung, weil in dem bestrahlten Gebiet Energiebeträge für beliebige Zellreaktionen zur Verfügung gestellt werden, also auch alle möglichen Reaktionen eintreten können. So ist es recht eigentlich die Labilität der Zellen im allgemeinsten Sinne, die sich in der Art und Weise der Strahlenreaktion manifestiert. Von diesem Standpunkt aus könnte man daran denken, die Beschreibung der Strahlenwirkungen zum Ausgangspunkt allgemeiner pharmakologischer Betrachtungen zu nehmen, als einer ganz allgemeinen und unspezifischen Form der Einwirkung auf den Organismus, bei der sich denn auch die grundlegenden Gesetze der Einwirkung auf die Zelle besonders klar überschauen lassen. Darin liegt, so scheint mir, die universelle Bedeutung der Strahlenbiologie.

4. L. E. Walbum (Kopenhagen): Metallsalztherapie. (Mit 2 Abb.)

Zuerst möchte ich der Leitung der Deutschen Pharmakologischen Gesellschaft meinen ergebensten Dank aussprechen für die ehrenvolle Einladung hierher, und ferner für die mir dadurch gegebene Gelegenheit, meine Erfahrungen über die Einwirkung der Metallsalze auf die Resistenzverhältnisse des Organismus unter immunisatorischen und pathologischen Umständen zu berichten.

Länger als 10 Jahre haben wir jetzt an diesen Problemen gearbeitet, und das Material ist mit der Zeit so groß geworden, daß ich bei einer Gelegenheit wie die heutige natürlich nur eine beschränkte. Übersicht über die bisherigen Ergebnisse geben kann.

Es ist allgemein und daher auch Ihnen natürlich bekannt, daß die Antitoxinkonzentration im Blute aktiv immunisierter Tiere durch unspezifische Beeinflussung der verschiedensten Art sich erhöhen läßt, und ich brauche daher auf diese frühesten, innerhalb der Immunitätsforschung gemachten Beobachtungen heute wohl nicht näher einzugehen.

Ausgehend nun von der Ansicht, daß Enzyme gleichwie bei zahlreichen anderen im Säugetierorganismus sich abspielenden Prozessen auch an den antitoxinbildenden beteiligt sind, verfolgte ich den Gedanken, daß es möglich wäre, diese Erscheinungen durch katalytische Einwirkung von gewissen Metallsalzen in den geeigneten Konzentrationen hochgradig zu stimulieren. Bei den ersten Versuchen an Diphtheriepferden wendete ich Mangan an, also ein Metall, das bekanntlich in der Chemie eine ziemlich bedeutende Verwendung als Katalysator findet, und gleich im Anfang zeigte es sich bereits, daß wir auf diese Weise imstande waren, die Antitoxinbildung in einem Grade zu stimulieren, der auf keine andere bisher bekannte Art und Weise zu erzielen ist. Namentlich die verschiedenen Proteinkörper kommen in dieser Hinsicht erst weit hinter gewissen Metallsalzen. Wie erwartet, ergab es sich bei den darauffolgenden Versuchen, daß die Dosis des injizierten Metallsalzes in bezug auf die Wirkung eine außerordentlich bedeutende Rolle spielte, und alles deutet darauf hin, daß die hier sich abspielenden Prozesse in das Arndt-Schultzesche biologische Gesetz über Konzentration und Wirkung eingeordnet werden können. Wir fanden eine Zone, innerhalb welcher die Wirkung am größten war, und ebenfalls gelang der Beweis, daß allzugroße Dosen die Antikörperbildung herabsetzten.

Die Versuche wurden mit der Zeit derartig ausgedehnt, daß sie die Salze fast aller Metalle umfaßten, untersucht wurden etwa 50 Metalle. Es zeigte sich jedoch bald, daß keineswegs alle untersuchten Metalle eine bedeutendere Wirkung ausübten, einzelne waren sogar fast wirkungslos, und auch unter den wirksameren waren große Unterschiede festzustellen. Die fördernde Wirkung wurde an einem bedeutenden Tiermaterial in bezug auf verschiedene Antikörper, wie Antitoxine, Agglutinine und dergleichen, untersucht.

Bei der Betrachtung sämtlicher Resultate dieser Untersuchungen tritt klar zutage, daß in einer Mehrzahl von Fällen eine genaue Übereinstimmung zwischen den Atomzahlen der Metalle und ihren Wirkungen innerhalb der verschiedenen Gruppen vorhanden war. Diese Feststellung, die durch weitere Forschung vielleicht das Verständnis der Natur dieser Dinge vertiefen kann, läßt sich hier natürlich nur kurz berühren.

Als es sich dann durch fortgesetzte systematische Untersuchungen gezeigt hatte, daß einzelne Metalle eine entschiedene Stimulationswirkung auf die Phagocytose, auf die bakteriziden Stoffe des Blutes, auf die lipolytischen Enzyme des Serums und andere ausüben, gewann ich allmählich die Überzeugung, daß wir durch Verwendung der richtigen Metalle in den richtigen Konzentrationen in den Besitz von Mitteln gekommen waren, welche in einem bis jetzt ungekannten Maße imstande sind, das vielseitige Abwehrsystem des

— 47 —

Organismus in bezug auf die Infektion zu verstärken. Aus diesem Grunde war
es naheliegend, zu probieren, wieviel sich in therapeutischer Richtung erzielen
ließe, wenn toxinvergiftete oder mit pathogenen Mikroorganismen infizierte
Tiere nach diesen Prinzipien mit Metallsalzen behandelt würden (Tabelle 1).

Tabelle 1.

Kaninchen — Tetanustoxin — Mangan.

Tag	Mangan-Molarität								Kontrolle
	0,03	0,01	0,003	0,001	0,0003	0,0001	0,00003	0,00001	
2.	××	×	O	O	O	O	O	O	×
3.	†	××	×	×?	×?	?	?	?	××
4.		†	×	×	××	×	×	×	×××
6.			×	×	××	×	××?	××	†
7.			×	×	××	×	××	†	
9.			×	×	××?	×	××		
12.			××	×?	×	××	†		
13.			†	O?	×	†			
17.				O	O?				
24.				O	O				

O bedeutet kein Tetanus

× » schwache Tetanus

×× » starke Tetanus

××× » sehr starke Tetanus

Ich werde jetzt in Tabelle 1 einen Versuch an Tieren zeigen, die mit einer
unbedingt tödlichen Dosis von Tetanustoxin vergiftet worden sind, und zwar
eine Manganbehandlung von Kaninchen. Diese Tiere wurden mit Mangan-
chloridlösungen intravenös behandelt, welche die auf der Tabelle angegebenen
Konzentrationen enthielten (1 ccm pro Kilogramm Tier täglich). Hieraus geht
deutlich hervor, daß die mit 0,001 und 0,0003 molaren Lösungen behandelten
Tiere sich vollständig erholten, während die entweder mit größeren oder kleineren
Dosen behandelten, ebenso auch das Kontrolltier, sämtlich an Tetanus eingingen. Weiter zeigt der Versuch einen anderen, sehr bedeutungsvollen Umstand, nämlich, daß die mit den größten Mangandosen behandelten Tiere früher
als die unbehandelten Kontrollen eingingen, trotzdem diese Dosen weit geringer
sind als die, wodurch ein normales Tier vergiftet werden kann, also ein Beweis
dafür, daß die natürliche Abwehr des Organismus durch zu große Metallsalzdosen unterdrückt wird. Die Heilwirkung beruht sicher darauf, daß das Metallsalz in optimaler Konzentration hier eine Förderung der normalen Fähigkeit
des Organismus, Toxine abzubauen und zu verbrennen, bewirkt.

Ebenso gelang auch die Heilung von Tieren, welche mit Diphtherietoxin,
Dysenterietoxin, Staphylokokkentoxin u. a. tödlich vergiftet worden waren.

Die ersten Metallsalzheilungsversuche, und zwar an Tieren, die mit pathogenen Mikroben infiziert worden waren, wurden an Mäusen ausgeführt, und
zwar an solchen, die mit hochvirulenten Ratinbazillen infiziert wurden, also
einem paratyphusähnlichen Bazillus, der bei Mäusen absolut tödlich ist. An

auf diese Weise infizierten Mäusen wurden in verschiedenen Konzentrationen 48 verschiedene Metalle untersucht, und, während mit 46 von diesen überhaupt keine Wirkung zu erzielen war, gelang es mit zweien — Caesium und Iridium — die infizierten Mäuse völlig zu heilen. Die mit diesen Metallen behandelten Tiere erkrankten nur ganz leicht, obwohl sie zu einem gewissen Zeitpunkt an einer ausgeprägten Bakterienämie litten. Sie erholten sich sehr schnell und wurden völlig steril. Außerdem war es möglich, durch prophylaktische Behandlung, durch einige Caesiuminjektionen Mäuse für spätere Infektionen völlig immun zu machen.

Diese Versuche hatten zum ersten Male das Ergebnis gezeigt, daß es möglich ist, durch Injektion von winzigen Mengen eines Stoffes von einfacher chemischer Zusammensetzung den tierischen Organismus bei einer sonst tödlich verlaufenden Infektion völlig zu immunisieren und eine schon vorhandene Sepsis zu heilen.

Abgesehen von dieser Möglichkeit darf wohl die Beobachtung als die eigentümlichste bezeichnet werden, daß von sämtlichen Metallen nur zwei eine solche Wirkung ausüben. Diese Metalle vermögen somit das Abwehrsystem des Organismus in eine ganz bestimmte Richtung zu stimulieren, weshalb diese Wirkung entschieden spezifischer Natur ist.

Durch andere Versuche ergab sich die Möglichkeit, mittels weniger Manganinjektionen Mäuse zu sterilisieren, die mit virulenten Tetanussporen stark infiziert worden waren.

Die weitaus größte Arbeit war jedoch bei der Behandlung von tuberkulösen Versuchstieren zu leisten. Hier wurden in der Hauptsache Kaninchen verwendet, die mit hochvirulenten Tuberkelbazillen intravenös infiziert waren. Hierauf wurde die Metallsalzbehandlung 33 Tage nach der Infektion, also zu einem sehr späten Zeitpunkt, eingeleitet. Denn nach meiner Ansicht sind nur solche Versuche von tatsächlich therapeutischem Interesse, bei denen die Versuchstiere bereits vor Beginn der Behandlung stark tuberkulös sind. Die Tiere sind dann 33 Tage nach der Infektion hochfebril und zeigen in den Lungen in der Regel zahlreiche erbsengroße Foci.

Bevor ich fortfahre, möchte ich, um das Problem etwas klarzustellen, die Wirkung des Metallsalzes bei der Behandlung eines infizierten Tieres an einer schematisierten Kurve zeigen (Abb. 1). Man muß natürlich die Einwirkung sowohl auf die Bakterien, als auch auf die tierischen Organismen berücksichtigen, und es muß auch daran erinnert werden, daß bei Beeinflussungen dieser oder ähnlicher Art jede lebende Zelle sicher denselben Gesetzen unterworfen ist. Auf der Abbildung sind die Kurven eingezeichnet, welche die Einwirkung des Metallsalzes angeben und zwar sowohl in bezug auf die Wachstumsverhältnisse der Bakterien, als auch auf das durch zwei Antikörper vertretene Abwehrsystem des Organismus (Agglutinine und Ambozeptoren).

Es ist klar zu erkennen, daß ein und dasselbe Metallsalz in gewissen Konzentrationen sowohl auf das Wachstum der Bakterien, als auch auf die Antikörperbildung stark stimulierend einwirkt. Das Optimum der Entwicklung dieser Prozesse liegt aber an zwei verschiedenen Stellen innerhalb des Konzentrationsgebietes, d. h. für eine Stimulation des Bakteriumwachstums ist eine bedeutend größere Metallsalzkonzentration notwendig, als für eine Stimulation der Antikörperbildung im lebenden Organismus. In diesem Verhalten ist jeden-

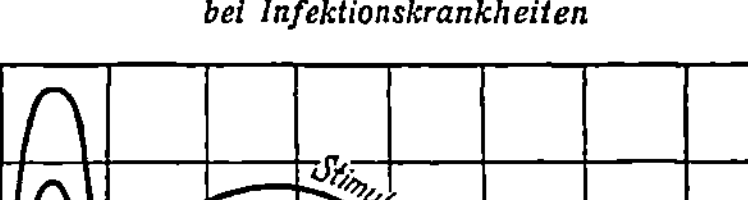

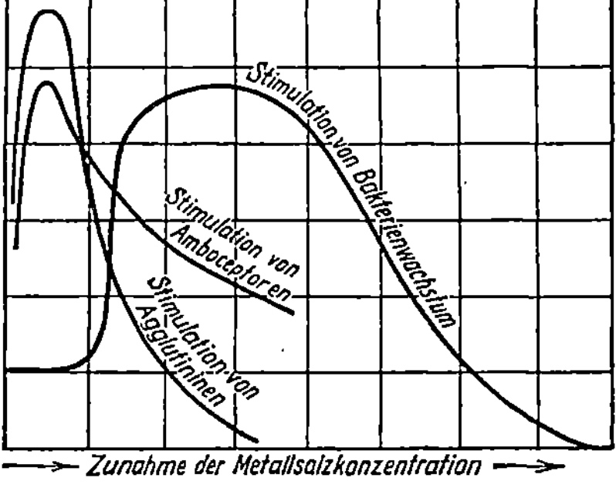

Abb. 1.

falls die hauptsächlichste Ursache für den günstigen Verlauf einer Metallsalzbehandlung infizierter Tiere zu suchen. Durch Anwendung passender kleiner Dosen wird daher das Verteidigungssystem des Organismus ohne gleichzeitige Beeinflussung des Bakterienwachstums stimuliert, was ebenso zweifellos auf den Patienten eine günstige Wirkung ausübt. Dagegen fördert im Gegensatz hierzu die Anwendung von zu großen Dosen das Bakterienwachstum und setzt gleichzeitig das Verteidigungsvermögen des Organismus herab, was ebenso natürlich bei dem Patienten eine ungünstige Wirkung hervorrufen muß. Es verdient besonders hervorgehoben zu werden, daß diese schädlichen großen Dosen absolut nicht im gewöhnlichen Sinne groß zu sein brauchen, da sie meistens doch weit unterhalb der Dosen liegen, durch welche eine Metallvergiftung des Tieres hervorgerufen wird.

Ich möchte es daher als irrationell bezeichnen, einen infizierten Organismus während der ganzen Behandlungsdauer stets mit derselben Dosis eines Metallsalzes zu behandeln, ebenso wie auch eine Behandlung nach einem im voraus aufgestellten Schema durchaus nicht empfohlen werden kann. Die Größe der einzelnen Metallsalzdosen muß so genau wie nur möglich dem Reaktionsvermögen des Tieres im Moment der Injektion angepaßt werden. Es ist ohne weiteres klar, daß wir uns hier oft vor große Schwierigkeiten gestellt sehen, aber bei langsam verlaufenden Prozessen, wie z. B. tuberkulösen, scheint die optimale Zone im allgemeinen von verhältnismäßig großer Breite zu sein, so daß die Schwierigkeiten unter solchen Umständen wahrscheinlich ohne große Mühe überwunden werden können. In bezug auf tuberkulöse Tiere glaube ich ermittelt zu haben, daß die optimal wirkende Dosis die ist, welche eben keine Temperatursteigerung hervorruft. Um doch feststellen zu können, wo man sich befindet, muß man fast ständig mit Dosen arbeiten, die eine schwache, aber deutliche Temperaturreaktion im Laufe der ersten Stunden nach der Injektion erzeugen. Bei meinen Versuchstieren haben wir die Temperatur morgens und abends, sowie 2 Stunden nach jeder Metallsalzinjektion gemessen, und wenn man dies bei Injektionen jeden dritten Tag 2—3 Monate lang fortsetzt, so ist es tatsächlich möglich, bei allmählich normal werdender Temperatur mit den geeigneten Metallen solche stark tuberkulöse Tiere zu heilen und zu sterilisieren.

Vor ganz kurzer Zeit erst habe ich eine Untersuchung von 42 verschiedenen Metallen abgeschlossen, indem ich für jedes Metall vier Kaninchen verwendete. Unter diesen 42 Metallen habe ich nur zwei gefunden, die eine ausgeprägte Wirkung hervorriefen, nämlich Mangan und Kadmium. Mit diesen beiden Metallen gelang es, praktisch genommen, sämtliche behandelten Tiere zu heilen. Acht andere Metalle übten zwar deutlich eine lebensverlängernde Wirkung aus, waren jedoch nicht imstande, die Tiere zu heilen. Diese acht Metalle waren Cerium, Barium, Aluminium, Lanthan, Molybdän, Platin, Nickel und Samarium. Alle übrigen Metalle waren völlig wirkungslos, und es ist nicht ohne Interesse festzustellen, daß unter diesen sich auch Gold und Kupfer befinden, also die beiden Metalle, welchen bisher von seiten der Kliniker das größte Interesse entgegengebracht wurde.

Daß einzelne Forscher festgestellt haben, daß Kupfer- und besonders Goldsalze geeignet sind, die experimentelle Kaninchentuberkulose zu heilen, beruht vermutlich darauf, daß die Behandlung bei den betreffenden Versuchen recht frühzeitig, vielleicht 2—10 Tage nach erfolgter Infektion, eingeleitet wurde. An einem so frühen Zeitpunkte zeigen die Tiere noch eine völlig normale Temperatur, die tuberkulösen Prozesse sind noch in der Entwicklung begriffen, und die Reaktionsfähigkeit des Tieres hat noch nicht in besonderem Maße zugenommen, und deshalb kann es noch eine Behandlung mit verhältnismäßig großen Metallsalzdosen vertragen, und durch diese Stimulation gelingt es dem Organismus sehr häufig, die Infektion zu überwinden. Diese Wirkung ist indessen von keinem spezifischen Charakter, weil sie sich ohne besondere Schwierigkeit mit einer ganzen Reihe sonst auf stark tuberkulöse Tiere unwirksamer Metalle erzielen läßt. Das klinische Interesse an solchen Versuchen kann infolgedessen wohl auch nur gering bewertet werden.

Ich selbst habe eine Anzahl von Behandlungsversuchen an tuberkulösen Meerschweinchen mittels Kadmium und Mangan durchgeführt. (Die Tiere wurden mit hochvirulentem Tuberkelbazillen infiziert.) Die Behandlung wurde 14 Tage nach der subkutanen Infektion eingeleitet, nachdem die Temperatur gestiegen und die Inguinaldrüsen geschwollen waren. Durch überaus sorgfältiges und vorsichtiges Verfahren gelang es, etwa die Hälfte der behandelten Tiere zu heilen, und es findet sich in bezug auf die Wirkung zwischen den beiden genannten Metallen kein bedeutenderer Unterschied. Im ersten Monat nach Beginn der Behandlung wurden die Tiere sehr krank und fingen an abzumagern. Sodann änderte sich langsam das Bild. Die Tiere nahmen an Gewicht zu, die walnußgroßen und oft perforierten Inguinaldrüsen wurden an Umfang geringer, und nach etwa 5—6monatiger Behandlung waren die Tiere wieder sehr lebhaft und zeigten eine rasche Gewichtszunahme. Nach Schluß der Behandlung wurden die Tiere weitere 6 Monate beobachtet und befanden sich fortdauernd wohl, dann wurden sie getötet, und es wurde bei der Sektion nirgends ein Zeichen von tuberkulösen Prozessen gefunden.

Ich darf als bekannt voraussetzen, daß die Heilung von tuberkulösen Meerschweinchen weit schwieriger ist, als die Heilung von Kaninchen, was jedenfalls auf die größere Empfindlichkeit des Meerschweinchens auf tuberkulöse Infektionen zurückzuführen ist. Ich jedenfalls habe die Erfahrung gemacht, daß die Optimalzone des Metallsalzes für das Meerschweinchen bedeutend enger gezogen ist als für das Kaninchen.

Ich möchte dann kurz noch berichten über Metallsalzbehandlungen von Kaninchen, die mit virulenten Staphylokokken intravenös infiziert worden waren. Hier gingen die Kontrolltiere ein unter starker Temperatursteigerung in etwa 5—8 Tagen an Staphylokokkensepsis. Auf Einzelheiten dieser Untersuchungen, deren Veröffentlichung demnächst erfolgen wird, möchte ich infolge Zeitmangel hier nicht näher eingehen. Dagegen kann ich Ihnen heute schon mitteilen, daß ich unter sämtlichen Metallen nur zwei ausfindig machen konnte, die sich zur völligen Heilung der infizierten Tiere als tauglich erwiesen, nämlich Zirkonium und Zinn.

Augenblicklich sind wir beschäftigt mit der Behandlung von mit virulenten Streptokokken infizierten Tieren. Diese Versuche sind aber noch nicht abgeschlossen, bis jetzt sind nur 27 Metalle untersucht worden. Es hat sich doch gezeigt, daß wir im Iridium scheinbar ein Metall mit spezifischer Wirkung gegenüber Streptokokkeninfektionen bei Mäusen besitzen.

Es besteht weiterhin die Absicht, hier unter Verwendung unserer gewöhnlichen Versuchstiere Versuche mit Infektionen anderer Art vorzunehmen.

Ich möchte hier noch kurz berichten, daß eine Kombination von Serumtherapie und Metallsalztherapie sehr oft beträchtliche Wirkungen auslösen kann. So ist es z. B. unmöglich, Mäuse, die an manifester Tetanus-, also Toxinvergiftung, erkrankt sind, allein mit Serum oder allein mit Mangan zu heilen. Behandelt man jedoch die Tiere mit einer Mischung von Serum und Mangan, und zwar das letztere in optimaler Dosis, so wird die Heilung ohne Schwierigkeiten und in kurzer Zeit gelingen.

Schließlich möchte ich nicht unterlassen, über meine Versuche mit Metallsalzbehandlungen bei Mäusen, die an Teerkrebs erkrankt sind, und die ich gemeinsam mit dem Kopenhagener Krebsforscher Dr. Fridtfof Bang vorgenommen habe, zu berichten. Hier lag der von mir zuerst publizierte Gedanke zugrunde, daß das Geschwulstgewebe und das normale Gewebe des Organismus, an deren Berührungsflächen wohl hauptsächlich der Kampf stattfindet, gegenüber den Metallsalzen verschiedene Stimulationsoptima aufweisen. Es wäre daher möglich, eine Dosis zu finden, die auf das gesunde Gewebe des Organismus stimulierend einwirkt, nicht dagegen auf das Geschwulstgewebe, und auf diese Weise wäre dann gleichzeitig eine Entgiftung des Organismus zu erwarten.

Von diesem Gesichtspunkt aus haben wir bis jetzt mehrere 100 Geschwulstmäuse mit verschiedenen Metallen behandelt, und es gelang uns tatsächlich, im Silber ein Metall zu finden, welches es in vielen Fällen ermöglicht, den Krebs dieser Tiere völlig zu heilen. Die optimalen Dosen müssen jedoch außerordentlich geringe sein. Bei Mäusen, die nach der Temperaturreaktion genau wie bei Tuberkulose behandelt worden waren, verwendeten wir Silbernitrat in einer molaren Lösung von 10^{-10} bis 10^{-19}, um die günstigste Wirkung zu erzielen. Nimmt man größere Dosen, z. B. 10^{-5}, also auch noch eine sehr geringe Dosis, so erreicht man damit nur, daß die Geschwulst noch schneller wächst als sonst und das Tier einige Tage darauf eingeht, höchstwahrscheinlich infolge einer vermehrten Autointoxikation des Organismus. Es ist uns gelungen, eine größere Anzahl von Mäusen zu heilen (etwa 16% von den behandelten) und Rezidive sind in einer etwa 1jährigen Beobachtungszeit nicht

— 52 —

festgestellt worden. Ausdrücklich hervorheben möchte ich hier, daß hier von keinen transplantierten Geschwülsten die Rede ist, die bekanntlich auf verschiedene Art zu beeinflussen sind, sondern von Geschwülsten (Karzinomen), die durch dauernde Lokalbehandlung mit Kohlenteer am Versuchstier entstanden sind.

	Ratinbazillen	Tuberkelbazillen	Staphylokokken	Streptokokken		Ratinbazillen	Tuberkelbazillen	Staphylokokken	Streptokokken
Lithium	▨	▨	▨	▨	Tantal				
Natrium					Arsen	▨	▨	▨	
Kalium					Antimon	▨	▨	▨	
Rubidium	▨	▨	▨	▨	Wismut	▨	▨	▨	
Caesium	■	▨	▨	▨	Chrom	▨		▨	▨
Kupfer	▨	▨	▨		Molybdän	▨	■	▨	
Silber	▨	▨	▨		Wolfram	▨	▨	▨	
Gold	▨	▨	▨		Uran	▨		▨	
Beryllium	▨	▨	▨	▨	Selen	▨	▨	▨	
Magnesium	▨	▨	▨	▨	Tellur	▨	▨	▨	
Calcium	▨	▨	▨	▨	Mangan	▨	■	▨	▨
Strontium	▨	▨	▨	▨	Eisen	▨	▨	▨	
Barium	▨	■	▨	▨	Ruthenium	▨	▨	▨	
Radium					Osmium	▨		▨	▨
Zink	▨	▨	▨		Kobalt	▨	▨	▨	
Kadmium	▨	■	▨		Rhodium	▨	▨	▨	▨
Quecksilber	▨	▨	▨	▨	Iridium	■	▨	▨	■
Aluminium	▨	■	▨	▨	Nickel	▨	■	▨	
Skandium					Palladium	▨	▨	▨	▨
Yttrium	▨	▨	▨	▨	Platin	▨	■	▨	▨
Lanthan	▨	■	▨	▨	Praseodym	▨			
Gallium					Neodym			▨	▨
Indium	▨	▨	▨		Samarium	▨	■	▨	▨
Thallium	▨	▨	▨		Europium				
Titan	▨	▨	▨	▨	Gadolinium				
Zirkonium	▨	▨	■	▨	Terbium				
Cerium	▨	■	▨	▨	Dysprosium				
Thorium	▨	▨	▨		Holmium				
Germanium					Erbium	▨	▨	▨	▨
Zinn	▨	▨	■	▨	Thulium				
Blei	▨	▨	▨		Ytterbium				
Vanadin					Lutetium				
Niob									

Abb. 2.

Ich habe befürwortet — auf Grund dieses experimentellen Materials —, die Beobachtungen unter dem Namen Metallsalztherapie in der humanen und veterinären Medizin zu verwerten. Der Beweis für die Berechtigung einer solchen Verwendung erscheint mir allein aus dem Grunde als erbracht, weil die Mehrzahl dieser Versuchsresultate allein durch optimale Stimulation der natürlichen Verteidigungskräfte des Organismus erreicht wurden, und bisher auf keine andere Weise erzielt worden sind.

Auf Abb. 2 sehen Sie eine Übersicht über die Resultate, die durch Metallsalzbehandlung an Tieren, welche mit Ratinbazillen, Tuberkelbazillen, Staphylokokken und Streptokokken infiziert worden waren, erzielt wurden. Die schwarzen Felder geben den Umfang der Heilwirkung an, die schraffierten bezeichnen dagegen, daß keine Heilwirkung erzielt wurde, die weißen, daß die betreffenden Metalle nicht untersucht worden sind.

Nach dem weiteren Bekanntwerden dieser Untersuchungen haben auch zahlreiche Kliniker in den verschiedensten Ländern und mit großem Interesse die keineswegs leichte Aufgabe übernommen, diese Behandlungsprinzipien in den Kliniken einzuführen.

Auf diese Seite der Metallsalztherapie näher einzugehen ist meine Aufgabe nicht, da meine Tätigkeit sich ausschließlich auf das Laboratorium erstreckt. Ich möchte jedoch kurz erwähnen, daß die bis jetzt erzielten klinischen Resultate durchaus verschiedener Natur waren, vom glänzendsten bis zum entmutigendsten Ergebnis. Dies war indessen vorauszusehen, da es sich ja um die Einführung einer durchaus nicht einfachen Behandlungsweise handelt.

Aussprache:

Pfannenstiel (Münster i. Westf.).

Die Feststellung, daß sich die bakterizide Kraft des Serums von Kaninchen gegenüber Typhusbazillen durch intravenöse Injektionen sowohl von 1—2 mg Manganchlorür als auch von kleinen Dosen gefäßerweiternder Mittel wie Emetin oder Cholin verstärken läßt, spricht dafür, in der kapillarerweiternden Wirkung der Metallsalze, die in entsprechend geringen, nicht schädigenden Dosen möglicherweise den Stoffaustausch zwischen Gewebe und Blut erleichtert und damit im funktionstüchtigen Organismus katalytisch auf die Abwehrvorgänge gegenüber Bakterien oder Bakteriengiften wirken kann, einen Faktor im Mechanismus der Metallsalztherapie zu erblicken.

Jötten (Münster).

Im Anschluß an das recht interessante Referat des Herrn Kollegen Walbum möchte ich der liebenswürdigen Aufforderung, über meine eigenen Versuche zu berichten, nachkommen.

Unsere eigenen chemotherapeutischen Versuche unterscheiden sich nämlich dadurch von denen anderer Autoren, daß wir durchwegs nur Kaninchen heranzogen, die nach Infektion mit kaninchenvirulenten Typ. hum.-Tuberkelbazillen länger dauernde tuberkulöse Lungenprozesse erkennen lassen, die denen des Menschen viel mehr ähneln als solche, die man experimentell beim Meerschweinchen hervorrufen kann. Bei diesen Tieren kommt es ja bekanntlich, einerlei welcher Infektionsweg gewählt wird, zu einer sehr akuten und zur Generalisierung neigenden Tuberkulose, ohne daß die Lungen intensiver befallen werden.

Dieses erreicht man dagegen bei Kaninchen viel eher und besser. Außerdem gelingt es, wie ich gemeinsam mit Arnoldi zuerst dartun konnte, durch eine geeignete Vorbehandlung mit blanden Dosen schwach virulenter Tuberkelbazillen vom Typ. hum. per inhalationem oder intravenös und nachfolgender Infektion mit größeren Gaben kaninchenvirulenter Hum.-T.B. mit ziemlicher Sicherheit, chronisch indurierende Lungenprozesse auszulösen, wie sie denen der chronischen Lungenphthise beim durchseuchten Menschen entsprechen.

Ohne diese spezifische Vorbehandlung zeigt die experimentelle Lungentuberkulose beim Kaninchen den Charakter der primären, exsudativen, fortschreitenden Lungentuberkulose des frühen Kindesalters, die viel schwerer chemotherapeutisch zu beeinflussen ist.

Diese Momente sind meines Erachtens bei den bisherigen chemotherapeutischen Versuchen viel zu wenig beachtet worden; man hat fast immer nur die generalisierenden, schnell und abundant verlaufenden Formen der Tuberkulose experimentell erzeugt und zu beeinflussen versucht, während man die chronischen indurierenden Lungenprozesse ganz außer acht ließ. Bei dieser Versuchsanordnung ist es möglich, sowohl an exsudativ-progredienten wie an chronisch indurierenden Lungenprozessen die Wirkung von Chemotherapeuticis auf T.B. bzw. ihre tuberkulösen Gewebsprodukte zu studieren.

Daß diese verschieden auf eine Behandlung reagieren, ist Ihnen schon von meinen Assistenten Pfannenstiel und Scharlau an ihren Versuchen mit gleichzeitiger Verabreichung von B- und D-Vitaminen gezeigt worden.

Ich selbst konnte in Versuchen mit Sartorius die chronisch indurierenden Prozesse mit Dijodyl + Dahlia einerseits und mit Helpin andererseits günstig beeinflussen, während das bei den exsudativen Erkrankungsformen bei weitem nicht in dem Ausmaße gelang. Außerdem ließen weitere Untersuchungsreihen die Unwirksamkeit des kolloidalen Kupfers erkennen.

Auf Grund dieser Ergebnisse aus vielen Versuchsserien mit großem Tiermaterial glaube ich berechtigt zu sein, die Heranziehung von spezifisch vorbehandelten Kaninchen zur experimentellen Tbc.-Chemotherapie empfehlen zu können. Man wird, glaube ich, mit dieser Versuchsanordnung günstigere Erfahrungen machen als mit der bisher üblichen an Meerschweinchen oder unvorbehandelten Kaninchen.

D. Einzelvorträge.

Risse (Freiburg): Einige Bemerkungen zum Mechanismus chemischer Röntgenreaktionen in wässerigen Lösungen.

Unter der Einwirkung von Röntgen- und β-Strahlen wird Wasserstoffsuperoxyd nicht nur zerlegt, sondern auch in titrierbarer Menge gebildet. Die Gleichgewichtskonzentration liegt etwa bei 1—$2 \cdot 10^{-4}$ Mol pro Liter. Der zur Bildung notwendige Sauerstoff stammt in erster Linie aus dem im Wasser gelösten Luftsauerstoff. An Hand eines Vergleichs der von Fricke für Röntgenstrahlen studierten Ferro-Ferrisulfatumwandlung, die auf einer sekundären Umsetzung zwischen dem entstehenden Peroxyd und dem an sich nicht strahlenempfindlichen $FeSO_4$-Molekül beruht, mit dem vom Vortragenden studierten H_2O_2-Zerfall, bei dem das Peroxydmolekül selbst strahlenempfindlich ist, wird gezeigt, daß die Abhängigkeit des Umsatzes von der Konzentration des gelösten Stoffes ceteris paribus in beiden Fällen in charakteristischer Weise verschieden ist. Die exakte Erfassung des Verlaufes dieser Abhängigkeit führt für den H_2O_2-Zerfall zu theoretischen Werten für Umsatz bzw. Reaktionsgeschwindigkeit, die sich mit den gefundenen befriedigend decken. Damit ist einerseits ein Kriterium dafür gefunden, ob ein Stoff direkt oder indirekt strahlenempfindlich ist, andererseits zwingen die Beobachtungen zu der Annahme einer Röntgenphotolyse des Wassers, bei der auf der einen Seite vermutlich atomarer Wasserstoff, auf der anderen Wasserstoffsuperoxyd entsteht. Auf die Rolle dieser Wasserphotolyse als eines oder vielleicht des entscheidenden chemischen Primärvorganges im Organismus wird hingewiesen.

E. Keeser (Berlin): Über Rotationsdispersion.

Zwar stellt die optische Aktivität eine für die einzelnen Substanzen sehr charakteristische Eigenschaft dar, jedoch bedeutet die Bestimmung der Drehungsgröße bei nur einer Wellenlänge insofern eine Einseitigkeit, als sie die Möglichkeit offen läßt, daß bei anderen Wellenlängen die Drehwerte der untersuchten Stoffe voneinander abweichen. Eine sehr viel weiter gehende Charakterisierung ermöglicht die Untersuchung der Rotationsdispersion. Diese verläuft bei vielen Stoffen normal, d. h. sie nimmt mit abnehmender Wellenlänge zu, dagegen wird in den Fällen der sogenannten anomalen Rotationsdispersion ein besonderes charakteristisches Verhalten beobachtet. — Für den Biologen besitzen unter den optisch aktiven Flüssigkeiten die alkalischen Kupfer-Eiweißlösungen ein besonderes Interesse. Diese entstehen, wenn man zu einer alkalischen Eiweißlösung Kupfersulfat hinzutropfen läßt, das der Flüssigkeit eine rotviolette Farbe verleiht. Diese zu der Gruppe der sogenannten Biuretreaktion gehörende Erscheinung wurde qualitativ unter gekreuzten Nikols mit einem Elliptizitätshalbschatten untersucht, d. h. einer Glimmerlamelle, die Helligkeitsunterschiede nur im elliptischen Licht zeigt, also z. B. beim Durchtritt durch eine zirkulardichroitische Lösung. Ferner wurden der Zirkulardichroismus und die Aktivität von verschiedenen Eiweißarten (Albuminlösungen, Sera) auch quantitativ untersucht und hierbei strukturchemische Unterschiede gefunden. Die Untersuchungsmethode eignet sich für die Erforschung chemisch-konstitutioneller und damit auch biologischer Fragen.

Karl Adler (Münster i. Westf.): Die Beeinflussung des Gewebsstoffwechsels durch Röntgen- und Radiumbestrahlung.

Die Fragestellung bei den vorliegenden Untersuchungen war die, festzustellen, in welcher Weise der Gewebsstoffwechsel durch die Röntgen- und Radiumbestrahlung beeinflußt wird. Die Versuche wurden am Rattenhoden ausgeführt mit der von O. Warburg angegebenen Methode, bei welcher manometrisch 1. der Oxydationsstoffwechsel, 2. die Milchsäurebildung unter aeroben Bedingungen und 3. die Milchsäurebildung unter anaeroben Bedingungen gemessen wird.

Es wurde eine Serie von geschlechtsreifen Ratten mit einer Röntgendosis von 600 R. belegt und dann fortlaufend im Abstand von 1 Tag ein Stoffwechselversuch ausgeführt. Zuvor wurden an einer größeren Zahl von unbestrahlten Tieren die Normalzahlen für die Stoffwechselgrößen festgestellt. Die Versuche zeigen, daß unmittelbar nach der Bestrahlung keine Änderung des Zellstoffwechsels zustande kommt. Der Angriffspunkt der Röntgen- und Radiumstrahlen ist danach nicht im Stoffwechsel der Zelle zu suchen. Die ersten Veränderungen treten 24 Stunden nach der Bestrahlung auf und nehmen mit fortschreitender Zeit, welche seit der Bestrahlung verflossen ist, an Stärke zu. Die Veränderungen bestehen darin, daß die Atmung des Gewebes abnimmt, die aerobe und anaerobe Glykolyse aber bis auf das doppelte ihres Normalwertes ansteigen. Die höchsten Werte wurden am 34.—36. Tage nach der Bestrahlung erreicht. Es kommt hierbei eine Annäherung an den Stoffwechseltypus der bösartigen Tumoren zustande. Nach dem 40. Tage fielen die Werte für die Glykolyse unter die Norm ab.

Gleichzeitig ausgeführte histologische Untersuchungen zeigen degenerative Veränderungen an den Kernen der samenbildenden Zellen. Es bestand eine wechselseitige Beziehung zwischen der Stärke der anatomischen Veränderungen und den Veränderungen des Stoffwechsels. Nach dem 40. Tage waren die in Degeneration befindlichen Zellen ausgestoßen und das Lumen der Hodenkanälchen teilweise mit gewucherten Sertolischen Zellen angefüllt. Um diese Zeit war die aerobe Glykolyse ungefähr auf 0 und die anaerobe Glykolyse unter den Normalwert des unbestrahlten Hodens abgefallen.

Eine zweite Versuchsserie war mit einer noch größeren Röntgendosis (2500 R.) bestrahlt worden. Die Veränderungen des Stoffwechsels bei dieser Serie waren die gleichen wie bei der vorhergehenden Serie, nur der zeitliche Ablauf ging schneller vonstatten.

Eine dritte Serie von Tieren wurde mit Radium bestrahlt (2400 mg Elementstunden). Die Stoffwechselwerte der Hoden bei diesen Tieren zeigten wieder dieselben Veränderungen; die Atmung fiel noch schneller und stärker

ab, die Glykolyse erreichte aber nicht dieselbe Höhe wie nach der Röntgenbestrahlung.

Zur Kontrolle wurde bei einer vierten Serie gleichzeitig je ein Versuch
in Ringerlösung und in Serum von demselben Gewebe ausgeführt. Auch bei der
Untersuchung im Serum zeigten sich dieselben Veränderungen des Stoffwechsels
nach der Röntgenbestrahlung.

Die Versuche zeigen, daß der Stoffwechsel der Zelle nach der Röntgen-
und Radiumbestrahlung eine Veränderung erleidet in der Weise, daß der Stoffwechseltypus sich dem der bösartigen Tumoren nähert. Dieses Ergebnis gibt
einen Hinweis dafür, auf welchem Wege nach einer chronischen Schädigung
mit kleinen Dosen durch Röntgen- und Radiumstrahlen ein Karzinom entstehen kann.

G. O. E. Lignac (Leiden): Über den Einfluß ultravioletter Strahlen auf Bildung und Änderung des Hautmelatins. (Mit 5 Abb.)

Durch Bestrahlung abgetöteter menschlicher Haut mit dem ultravioletten Licht der Kromayer-Lampe gelang es, postmortale Pigmentierung und Depigmentierung zu erzielen. Die zu diesen Versuchen verwendeten Hautstückchen wurden in 4%igem Formalin oder 96%igem Alkohol fixiert
oder 10—15 Minuten lang gekocht. Während der Bestrahlung — in 5 cm Abstand — wurden die Hautstückchen mit einer — meist kreuzförmig — ge-
fensterten Kupfer- oder Pappscheibe bedeckt, so daß nur der ausgesparte Teil
der Strahlenwirkung ausgesetzt war; zur Verminderung von Austrocknung
oder stärkerer Erwärmung wurden die Hautstückchen alle 5—10 Minuten
mit der jeweiligen Fixierlösung befeuchtet. Mikrochemisch war das gebildete
Pigment dem normalen Melanin völlig gleich.

Abb. 1 gibt neben der benutzten Kupferschablone das Ergebnis 6stün-
diger Strahlenwirkung auf ein $40^1/_2$ Stunden in 96%igem Alkohol fixiertes
Hautstück wieder; die Braunfärbung war jedoch schon nach 1 Stunde deutlich
erkennbar. Das Ergebnis ist typisch und ändert sich nicht, auch wenn die
Hautstückchen 4 Wochen lang in 96%igem Alkohol, 4%igem Formalin oder
wechselweise in der einen oder anderen Flüssigkeit gelegen haben.

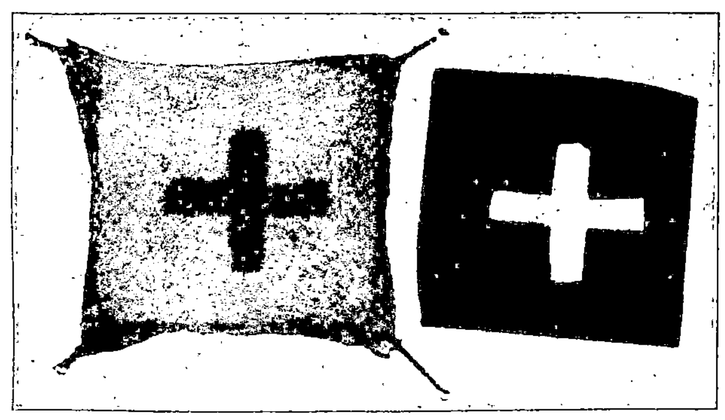

Abb. 1.

Abb. 2 zeigt das Ergebnis 5 stündiger Bestrahlung auf ein Hautstückchen, das 10 Minuten lang in kochendes Wasser gelegt worden war (zur Vermeidung von Krümmungen zwischen zwei kupfernen Platten); schon nach 3 Stunden war das dunklere Kreuz sichtbar.

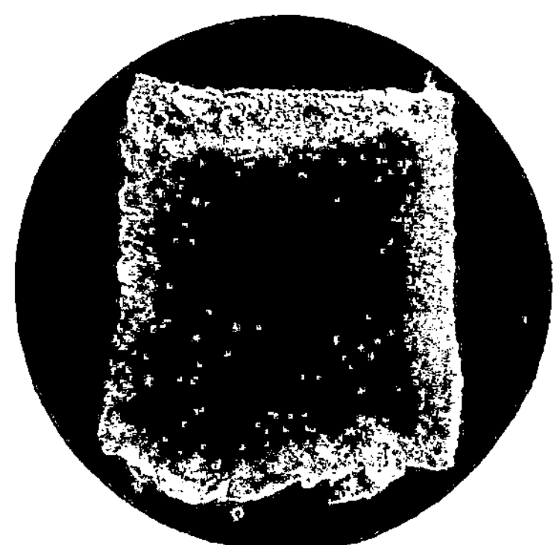

Abb. 2.

Abb. 3. In der Mitte des Hautstückchens wurde auf einem rechtwinkligen Feld die Epidermis von der Lederhaut mit dem Messer abgeschabt, danach das Hautstück durch eine rechtwinklige Schablone mit rechtwinkligem Ausschnitt bestrahlt; man erkennt die vermehrte Pigmentierung außerhalb und innerhalb des abgedeckten Feldes, während das mittelste von der Epidermis befreite Stück ganz farblos geblieben ist; um so auffallender ist die tiefdunkle Farbe einer kleinen Epidermisleiste, die nahe am Rande des innersten Feldes stehen geblieben war; vermutlich konnte hier der Sauerstoff besonders leicht eindringen. Der Versuch beweist, daß auch die postmortale Pigmentbildung im Licht sich streng auf die Epidermis beschränkt.

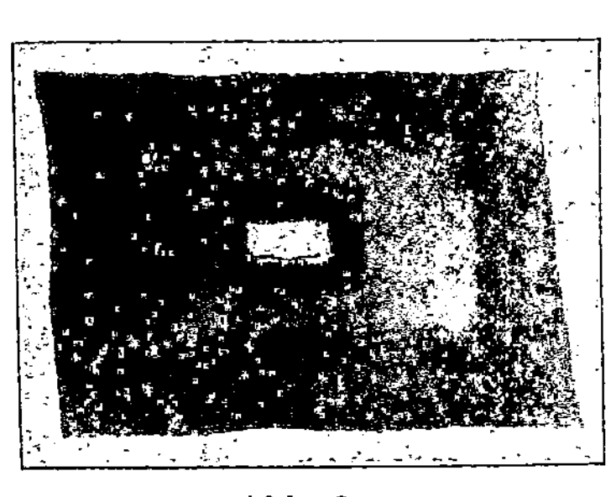
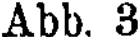

Abb. 3.

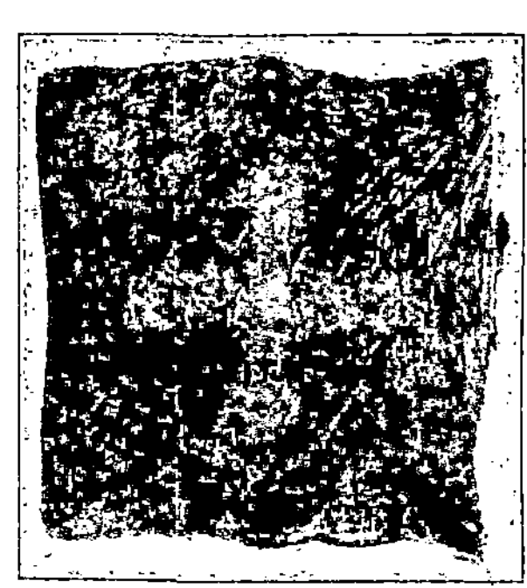

Abb. 4.

Abb. 4 und 5. Hautstückchen von einem an Morbus Addisonii Verstorbenen, seit einem Jahre in 4%igem Formalin aufbewahrt, wurde lange Zeit bestrahlt. Nach $20^3/_4$ Stunden war eine schwache Zunahme der Pigmentierung zu erkennen; bei Fortsetzung der Bestrahlung nahm diese jedoch wieder ab.

Abb. 4 zeigt das Ergebnis nach 39 Stunden; einen zweiten analogen Versuch gibt Abb. 5 nach 5 stündiger, sowie nach $89^1/_2$ stündiger Bestrahlung wieder.

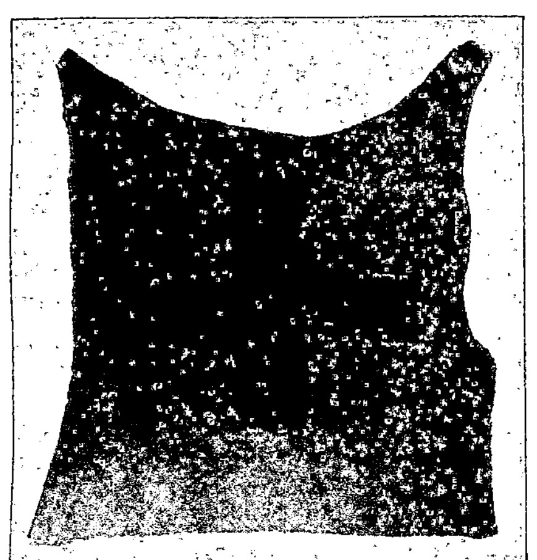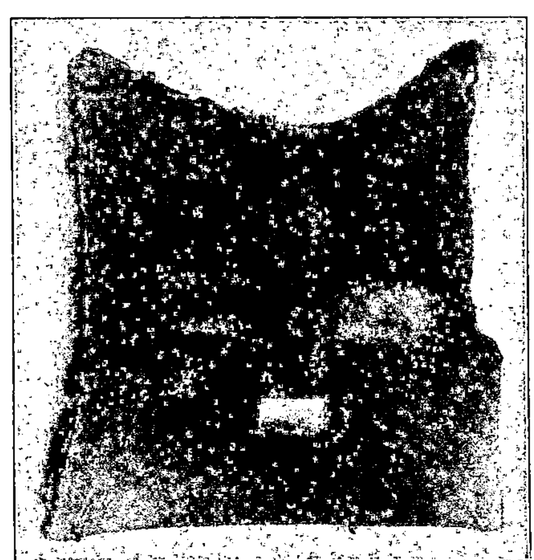

Abb. 5.

Nach früheren Untersuchungen ist die Pigmentbildung in der Haut ein Oxydationsvorgang: sie erfolgt in der toten wie in der lebenden Haut unter Strahlenwirkung, die freilich bei der toten viel länger andauern muß; wahrscheinlich liegt das aber nur an dem geringeren oder fehlenden Nachschub der Vorprodukte des Melanins. Der Abbau des Pigments ist vermutlich eine weitergetriebene Oxydation.

K. v. Neergaard (Zürich): Über den Wirkungsmechanismus therapeutischer Lichtstrahlen bei infektiös toxischen Erkrankungen.

Während über die Beeinflussung des Kreislaufes, des Stoffwechsels, des vegetativen Nervensystems usw. durch Lichtstrahlen eine Reihe, zum Teil experimentell schon recht weit ausgebauter Theorien bestehen, bleibt für den Kliniker immer noch eine große Frage unbeantwortet. Die genannten Erkenntnisse machen uns nicht verständlich, wie durch therapeutische Lichtbestrahlungen chronische Infektionskrankheiten, die ja erfahrungsgemäß eines der wertvollsten Indikationsgebiete der Lichtbehandlung darstellen, beeinflußt werden. Denn zwischen Förderung der Zirkulation und des Stoffwechsels, um nur diese medizinisch viel gebrauchten Schlagworte zu nennen, und der Beeinflussung des Entzündungsgeschehens, klafft noch eine große Lücke.

Da die Abwehr toxischer und bakterieller Insulte in erster Linie Aufgabe des aktiven Mesenchyms ist, lag es nahe, die Frage mit Methoden zu untersuchen, die die unspezifischen Allgemeinreaktionen des aktiven Mesenchyms zum Ausdruck bringen. Für die Klinik ist es wichtig zu betonen, daß nicht Versuche am gesunden tierischen oder menschlichen Organismus maßgebend sind, sondern nur solche am kranken Organismus, bei dem die Reaktionslage des aktiven Mesenchyms pathologisch verändert ist. Die für klinische Fragen so wichtige Berücksichtigung der momentanen Reaktionsbereitschaft des Substrates therapeutischer Eingriffe findet ja neuerdings auch in der Pharmakologie immer mehr Berücksichtigung, worauf erst kürzlich wieder Cloetta und Fischer hingewiesen haben.

Der Einfluß therapeutischer Ultraviolettbestrahlungen wurde vorwiegend bei chronischer Polyarthritis rheumatica, einer Erkrankung, bei der die Reaktionslage des aktiven Mesenchyms besonders stark alteriert ist, mit Hilfe der Senkungsreaktion, des Blutbildes und vor allem der Kauffmannschen Cantharidinreaktion geprüft. Besonders letztere Methode scheint eine wertvolle Bereicherung zur erst im Ausbau begriffenen Funktionsprüfung des aktiven Mesenchyms darzustellen. Die gezeigten Kurven veranschaulichen die außerordentlich starke und nachhaltige Wirkung, sogar von Teilbestrahlungen mäßiger Intensität (1—2 Erythemdosen). Bemerkenswert ist, daß schon nach so geringen Dosen die Reaktionslage des ganzen Organismus auch weitab vom bestrahlten Feld verändert wird.

Den Wirkungsmechanismus therapeutischer Lichtbestrahlung haben wir uns in aller Kürze — auf Einzelheiten kann hier nicht eingegangen werden — wohl so vorzustellen, daß die durch das Licht, insbesondere das ultraviolette, in den obersten Hautschichten erzeugten Eiweißspaltprodukte, körperfremde, toxisch wirkende Substanzen in den Kreislauf aufgenommen, als unspezifischer Reiz auf das aktive Mesenchym wirken und seine Reaktion auch auf die spezifischen Krankheitsstoffe verändern. Die Resultante aus der momentanen Reaktionslage des Mesenchyms und der verabfolgten Dosis ist maßgebend für den Erfolg, der im günstigen Fall dem therapeutisch erwünschten entspricht, bei falscher Dosierung oder unrichtiger Einschätzung des Substrates aber auch ein schädlicher sein kann. In letzterer Beziehung sei nur an die ungünstige Beeinflussung hyperergischer Entzündungsformen, z. B. der tuberkulösen Frühinfiltrate erinnert.

H. Menschel (Zwickau): Über eine neue Behandlungsmethode bei Lungentuberkulose mit D-Vitamin (Vigantol). Eine pharmakologische Analyse am Krankenbett.

Zweck der Untersuchung war die Art der Einwirkung des D-Vitamins (Vigantol) auf die offene menschliche Lungentuberkulose, in ihren verschiedensten Formen, sowie auf verschiedene Organtuberkulosen (Kehlkopf-, Darm-, Knochen-, Hauttuberkulose [Lupus]). Zwecks möglichst genauer Beurteilung der Wirkungsweise wurden berücksichtigt: Temperatur, Körpergewicht (Nacktgewicht), Auswurfmenge, Blutkörperchensenkungsgeschwindigkeit, morphologisches Blutbild, Hämoglobingehalt, Diazoreaktion im Harn, physikalischer Befund über den Lungen, Röntgenaufnahmen (etwa 300 Aufnahmen), Sektionsbericht für jeden Todesfall.

Gegeben wurden sowohl größere Dosen Vigantol (bis zu 3 mal 16 mg täglich), als auch kleine Dosen (etwa 1 mg täglich).

Bei der Beurteilung der Ergebnisse wurden 58 Kranke, die teilweise über 1 Jahr lang beobachtet waren, berücksichtigt.

Die Hauptwirkungen des Vigantols sind:

1. Regressive Veränderungen im pathologischen Entzündungsprozeß der Lungen: Exsudative Prozesse werden gehemmt bzw. resorbiert. Es erfolgt außerdem weitere Ausheilung durch Induration.

2. Einwirkung auf den Stoffwechsel, insbesondere den Eiweißstoffwechsel.

a) Senkung des Fiebers; im Zusammenhang damit Beseitigung der Nachtschweiße.

b) Systematische, zum Teil hervorragende Gewichtsansätze.

c) Umschlag von positiven Diazoreaktionen ins Negative.

d) Bei Jugendlichen fördernder Einfluß auf das Körperwachstum, insbesondere auch das Knochenwachstum des Brustkorbes.

3. Heilwirkung im Blutbild:

a) Anreiz zur Leukocytose und späteres Absinken zur normalen Leukocytenzahl über vorübergehende Lymphocytose.

b) Verminderung der Blutkörperchensenkungsgeschwindigkeit.

4. Weitgehende Verhütung von Lungenbluten.

5. Verminderung bzw. Versiegen des Auswurfes.

6. Günstige Heilungstendenz bei verschiedenen Organtuberkulosen: Knochen-, Kehlkopf- und Hauttuberkulose (Lupus).

7. Keinerlei Einwirkung auf die bestehende sekundäre Anämie bei Tuberkulösen, die durch Lebertherapie beseitigt wird.

Im Zusammenhang mit diesen therapeutischen Ergebnissen, Senkung der Mortalität (an dem beobachteten Krankenmaterial innerhalb eines Jahres auf die Hälfte), weitgehende Wiederherstellung der Arbeitsfähigkeit.

Hohe Dosen von Vigantol (3 mal 4 mg pro die) können Erbrechen, hohe Leukocytose, Appetitlosigkeit und Gewichtsstürze bedingen. Nierenschädigung wurde nicht beobachtet.

Die wirksame Dosis zur Therapie der Lungentuberkulose liegt bei 2 Tropfen 1%igen Vigantolöls täglich. Das ist eine so geringe Menge, daß sie lediglich die Zunge benetzt. Es entspricht das durchaus dem Vitamincharakter des Präparates. Die Heilwirkung tritt nach 3—6 Monaten sichtbar in Erscheinung.

W. Pfannenstiel und B. Scharlau (Münster i. Westf.): Die Bedeutung hoher Vitamingaben für die Tuberkulosetherapie.
(Vortragender: Pfannenstiel.)

Das Ziel unserer Versuche war festzustellen, ob durch reichliche Vitaminzufuhr sich im Tierversuch die Resistenz gegen eine tuberkulöse Infektion verstärken läßt. Um derartige Versuche auszuführen, mußten einige Vorbedingungen erfüllt werden. Zunächst mußte ermittelt werden, inwieweit erhöhte Vitaminzufuhr vertragen wird, bzw. ob durch extrem hohe Dosen Hypervitaminosen entstehen können, die einen therapeutischen Effekt zu beeinträchtigen vermögen. Während weder nach Einverleibung großer Mengen eines flüssigen, aus Hefe gewonnenen Vitamin-B-Konzentrates, noch nach reichlichen Lebertrangaben irgendwelche Schädigungen bei Kaninchen beobachtet werden konnten, erzeugten bereits Dosen von 1 Tropfen 1%igen bestrahlten Ergosterins (Vigantol) nach längerer täglicher Verabreichung Hypervitaminoseerscheinungen, deren Beginn äußerlich charakterisiert ist durch einen mehr oder weniger rasch eintretenden Gewichtssturz. Durch ständige Gewichtskontrolle läßt sich jedoch der Gefahr einer schwereren D-Hypervitaminose wirksam begegnen. Weiterhin mußte eine Versuchsanordnung angewandt werden, die möglichst die Verhältnisse nachahmt, wie sie bei der menschlichen Tuberkulose vorliegen. Eine solche war gegeben durch die Erfahrungen, die K. W. Jötten bei seinen Versuchen über den Einfluß verschiedener Gewerbestaubarten auf die Lungentuberkulose gemacht hat. Durch diese Versuche war einerseits festgestellt worden, daß das Kaninchen ein viel geeigneteres · Versuchstier für vergleichende Tuberkuloseversuche ist als das Meerschweinchen. Dann aber wurde die neue und grundlegende Erkenntnis gewonnen, daß es nicht genügt, Versuchstiere einfach mit Tuberkelbazillen zu infizieren, also eine Erstinfektion zu setzen, wie sie im allgemeinen nur der menschliche Säugling erleidet. Vielmehr ist es unbedingt erforderlich, um im Tierversuch Vergleiche zur Tuberkulose des älteren Kindes oder des Erwachsenen anstellen zu können, die doch praktisch alle schon mit dem tuberkulösen Virus früher einmal in Berührung gekommen sind und dadurch einen gewissen Grad von Widerstandskraft gegen eine nachfolgende Infektion mit Tuberkelbazillen erlangt haben, einem Teil der Kaninchen durch entsprechende spezifische Vorbehandlung einen ähnlichen Impfschutz zu verleihen. Eine derartige »Immunisierung« erfolgt, wenn die Versuchstiere durch Inhalation oder intravenöse Injektion ganz schwach virulenter Tuberkelbazillen vorbehandelt werden.

Wir haben die Wirkung hoher Vitamingaben auf den Ablauf der experimentellen Kaninchentuberkulose sowohl an derart spezifisch vorbehandelten, sogenannten »Immuntieren«, als auch an nicht vorher spezifisch behandelten sogenannten »Frisch«-Tieren studiert. Weitere »Frisch«- und »Immun«-Tiere erhielten keine Vitaminzulagen zum Futter und dienten als Kontrollen.

Es ergab sich, daß durch alleinige Darreichung von Vitamin D (bestrahltem Ergosterin) sich weder bei den »Frisch«-Tieren, noch auch bei den »Immun«-Tieren therapeutische Erfolge erzielen ließen. Ebensowenig vermochte die alleinige Zufuhr des Vitamin-B-Konzentrates heilende Wirkungen auf die Kaninchentuberkulose auszuüben. Durch Vitamin-A-(Lebertran)-Medikation ließen sich nur einzelne Tiere günstig beeinflussen, bei anderen versagte der therapeutische Effekt des Lebertrans vollkommen.

Wenn wir dagegen unseren Versuchstieren außer Vitamin D (1%iges Vigantol) auch Vitamin B in Form von Trockenhefe (Levurinose Blaes) verabreichten, so zeigten sich deutliche Unterschiede zwischen den mit Vitaminen gefütterten Kaninchen und den nicht mit Vitaminen gefütterten Kontrolltieren. Bei ganz schwacher Infektion blieb die Entwicklung einer Tuberkulose bei den mit beiden Vitaminen gefütterten »Immun«-Tieren völlig aus, während bei den entsprechenden »Immuntier«-Kontrollen Lungentuberkel entstanden. Bei stärkerer Infektion bildeten sich zwar in den Lungen der mit Vitamin B und D gefütterten »Immun«-Tiere einzelne abgekapselte Tuberkel, die Tuberkulose zeigte jedoch einen durchaus gutartigen und zur Heilung neigenden Charakter. Die entsprechenden »Immuntier«-Kontrollen erwiesen sich als wesentlich stärker tuberkulös und hatten außer in den Lungen teilweise auch in den Nieren Tuberkel. Bei den »Frisch«-Tieren wurde die Tuberkulose ebenfalls, wenn auch in viel schwächerem Maße durch gleichzeitige Zufuhr von Vitamin B und D therapeutisch beeinflußt. Diese Versuchsergebnisse ließen sich dreimal reproduzieren. Wurde die Vigantollösung nicht peroral, sondern per inhalationem verabreicht, so war der Heileffekt bei gleichzeitiger Hefezufuhr per os ein wesentlich geringerer. Wenn außer Vitamin B und D noch Vitamin A (Lebertran) verabreicht wurde, so ließ sich die therapeutische Wirkung keineswegs weiter verbessern, im Gegenteil die »Frisch«-Tiere wurden durch das Überangebot von Vitamin D, B und A sogar geschädigt.

Unsere Versuche zeigen, daß zwischen Vitamin B und D ein Synergismus zu bestehen scheint, und daß diesen beiden Vitaminen, in entsprechend hohen Dosen gemeinsam verabreicht, bei der diätetischen Behandlung der Tuberkulose therapeutische Bedeutung zukommt.

Ph. Ellinger und A. Hirt (Heidelberg): Mikroskopische Beobachtungen an lebenden Organen mit Demonstrationen (Intravitalmikroskopie).

Es wird eine Methode beschrieben, mit der es gelingt, lebende Organe mit stärksten mikroskopischen Objektiven zu beobachten. Sie beruht darauf, daß fluoreszierende Substanzen (Fluorescein oder Trypaflavin) den Versuchstieren (Ratten, Mäusen, Fröschen, Blindschleichen usw.) in das Unterhautzellgewebe oder in die Lymphsäcke in dünnen Lösungen injiziert werden. Diese Farbstoffe gelangen in Blut und Gewebe und färben einzelne Gewebsanteile elektiv an. Durch Strahlen zwischen 350 und 400 $\mu\mu$ Wellenlänge wird die Fluoreszenz des gebundenen Farbstoffes erregt und das im Organ entstehende Fluoreszenzlicht dient so als Beleuchtungsquelle für die Beleuchtung des Objektes. Als Lichtquelle benutzten wir eine Bogenlampe, deren Licht durch Kollektorlinsen gesammelt wird, es fällt dann durch eine mit Kupfersulfat gefüllte Kühlkammer, in der gleichzeitig die roten Strahlen zurückgehalten werden und durch ein Spezialfilter, das nur Strahlen unterhalb 400 $\mu\mu$ durchläßt, in einen Opacilluminator und durch das Objektiv in das Objekt. Hier wird die Fluoreszenz der Farbstoffe angeregt und das von dem im Objekt entstehenden Fluoreszenzlicht hervorgebrachte Bild durch das Mikroskop beobachtet. Ein zwischen Objektiv und Okular angebrachtes Gelbfilter hält etwa reflektiertes Ultraviolettlicht zurück. An Hand von Diapositiven wird der Ausscheidungsprozeß von Fluorescein und Trypaflavin in Niere und Leber erläutert.

Fritz A. Lehmann (München): Beobachtung von Blut, Blutparasiten und Bakterien in vivo. Mit Vorweisungen.

Das Ohr der weißen Maus, besonders der jungen, eignet sich infolge seiner geringen Dicke (0,1—0,2 mm) zur mikroskopischen Beobachtung des Blutgefäßsystems, von Blutparasiten und Bakterien im lebenden intakten Organismus. Durch Anwendung von durchfallendem Licht können mit den einfachsten Mitteln stärkste Vergrößerungen (bisher 1800fach) erzielt werden.

Die Gefäße bis herunter zu den Kapillaren, deren Wand, alle Blutzellen einschließlich der Thrombocyten, sowie alle Einzelheiten des Verhaltens der Zellelemente im Blutstrom können studiert werden. — Nach Injektion von basischen Farbstoffen ist es möglich, die »vitalfärbbaren« Bestandteile des Blutes auch »vital« zu beobachten, wie die Granula in den weißen Blutkörperchen und Blutplättchen, die färbbaren Elemente in den roten Blutkörperchen.

Die Beobachtung von Trypanosomen (Nagana) im strömenden Blute gelingt spielend, sowohl die von normalen Formen als auch von Degenerationsstadien, wie sie nach Applikation bestimmter trypanocider Mittel im Blute auftreten. Besonders erleichtert wird das Studium der Trypanosomen innerhalb der Blutbahn, wenn man geeignete basische Farbstoffe der Maus intraperitoneal oder auch subkutan injiziert; es heben sich dann die angefärbten Granula in den lebenden und toten Trypanosomen mit größter Deutlichkeit heraus.

Von Spirochätenarten wurden die Erreger des Rückfallfiebers untersucht; das Auffinden dieser sehr dünnen Parasiten wird durch ihre lebhaften Eigenbewegungen ermöglicht.

Daß auch Bakterien im strömenden Blute gesehen werden können, wurde an zwei Beispielen erwiesen: Relativ leicht ist die Beobachtung der Milzbrandbazillen, die entweder einzeln oder in kurzen Ketten aneinandergereiht, im Blute schwimmen. Wesentlich schwieriger ist die von Streptokokken, da diese im Tierkörper nicht als lange Ketten, sondern meist nur als Doppelkokken auftreten.

Die Methode gestattet, einige biologische Fragen unter natürlicheren Bedingungen als es bisher möglich war, anzugehen. Einzelne davon sind bereits in Angriff genommen.

J. Schüller (Köln a. Rh.): Einige Beziehungen zwischen chemischer Konstitution und pharmakologischer Wirkung.

Die Beziehungen zwischen chemischer Konstitution und pharmakologischer Wirkung wurden zunächst an einfachen Benzoesäurederivaten studiert und zwar an zwei Reihen: Die erste Reihe umfaßt die kernsubstituierten Benzoesäuren: Jod-, Brom-, Chlor-, Nitro-, Oxy-, Amino-, Sulfobenzoesäure, sowie die Phenylendikarbonsäure (Phthalsäure); und zwar in ihren verschiedenen Stellungsisomeren, also o-, m-, p-Körper. Die zweite Reihe umfaßt die homologen Benzoesäuren mit veränderter Seitenkette, z. B. Phenylessigsäure, Zimtsäure usw. In allen Fällen kamen die neutralen Natriumsalze zur Verwendung (Phenolphthalein).

Zweck der Untersuchung war, zunächst an diesen einfachen Körpern festzustellen, welche Regelmäßigkeiten zwischen chemischer Konstitution und physikalisch-chemischen Eigenschaften gefunden werden können, und inwieweit hiermit parallel gehen die Wirkungen an einfach gewählten biologischen Testobjekten.

An physikalisch-chemischen Eigenschaften wurde besonders untersucht die Beeinflußbarkeit von hydrophilen Kolloiden durch die oben genannten Körper, so die Verflüssigung der Gelatine, die Hemmung der Hitzegerinnung des Eiweißes, weiter die Stärke der Lyotropie gegenüber wasserschwerlöslichen Substanzen, z. B. Coffein.

I. Para-Reihe: Ordnet man zunächst nur innerhalb der p-Reihe die oben genannten Körper entsprechend ihrer Wirkungsstärke, d. h. entsprechend ihrem Vermögen, die Gelatine zu verflüssigen oder die Hitzegerinnung des Eiweißes zu hemmen, so findet man folgende Reihe I: Rhodan-, Jod- > Brom- > Chlor- > Nitro- > Toluyl- > Oxy- > Amino- > Phthal- > Sulfobenzoesäure, und ähnlich verläuft auch die Reihe, wenn man die Lyotropie gegenüber Coffein zugrunde legt.

Diese Reihe zeigt nun eine auffallende Ähnlichkeit mit der Original-Hofmeister-Reihe: $CSN > J > Br$, $NO_3 > Cl > Azetat > Sulfat$, Tartrat, Zitrat. In beiden Reihen finden sich auf der linken Seite die Halogene und Salpetersäure-Radikale usw. und auf der rechten Seite diejenigen Substanzen, die durch hydrophile Gruppen -OH, $-NH_2$ bzw. durch Mehrbasischkeit gekennzeichnet sind (s. auch Schoeller, Biochem. Zeitschr. 1923, Bd. 140, S. 39).

Weiter gilt die oben genannte Reihe I im allgemeinen auch für die tensimetrischen Eigenschaften der freien Säuren, d. h. für ihre Löslichkeit in Wasser, ihre Flüchtigkeit mit Wasserdämpfen und ihren Teilungskoeffizienten Äther/Wasser.

Die biologischen Versuche mit den oben genannten Derivaten (immer Natriumsalze) erstrecken sich auf die Bestimmung der minimalen letalen Dosis, weiter auf die Stärke der antagonistischen Wirkungen gegenüber Muskelgiften (Coffein, Nikotin, Guanidin usw.), dann auf die Bestimmung des toxischen Demarkationsstromes am Muskel, auf die Stärke der Gärungshemmung, auf die Hämolyse. Bei all diesen sehr verschiedenartigen Testobjekten ist die Reihenfolge der Wirkungsstärke ebenfalls entsprechend der Reihe I.

II. Vergleicht man innerhalb der Meta-Reihe die Körper miteinander (ganz vollständig ist diese Untersuchung nicht durchgeführt), so findet sich im allgemeinen ebenfalls dieselbe Reihenfolge wie I.

III. Bei einem Vergleich innerhalb der Ortho-Reihe liegen die Verhältnisse anders, auf die im einzelnen einzugehen, hier zu weit führen würde.

Vergleicht man jedoch die einzelnen Substanzen nicht mehr innerhalb derselben Reihe, sondern die Wirkungsstärke z. B. des p-Körpers gegenüber dem entsprechenden o-Körper, so findet sich, daß die Jod-, Brom-, Chlor-, Nitro-, CH_3-Benzoesäuren, d. h. die Substituenten der linken Hälfte der oben genannten Reihe I in p-Stellung wirksamer sind als in o-Stellung, während im allgemeinen bei den Substituenten der rechten Hälfte der oben genannten Reihe, also im besonderen OH- und NH_2-Benzoesäuren umgekehrt die in o-Stellung wirksamer sind als die in p-Stellung. Das gilt sowohl für die kurz skizzierten physikalisch-chemischen wie biologischen Versuche.

IV. Daran anknüpfend wird gezeigt, daß sich sehr viele Angaben der Literatur über Giftigkeit (letale Dosen) von o- und p-Derivaten unter folgendem Gesichtspunkt zusammenfassen lassen (wobei es zunächst vollkommen offen bleiben muß, ob es sich um eine allgemeinere Regelmäßigkeit handelt): Gehören die zwei Substituenten am Benzolkern der linken Hälfte der oben genannten Reihe, an so ist die p-Verbindung giftiger wie die o-Verbindung, z. B. Nitrotoluole, Xylole usw. Gehören die zwei Substituenten der rechten Seite an, also OH-, NH_2-, CO_2H, SO_3H (die hydrophilen Radikale umfassend), so zeigt sich im allgemeinen die o-Verbindung giftiger als die p-Verbindung, z. B. Salicylsäure, Aminophenole usw. Und wenn von den beiden Substituenten am Benzolkern der eine der linken der andere der rechten Gruppe angehört, so ist im allgemeinen die p-Verbindung stärker als die o-Verbindung, z. B. Nitrobenzoesäuren, Halogenphenole.

V. Weiter wurden vergleichend untersucht die Benzoesäurederivate mit veränderter Seitenkette. Sowohl in physikalisch-chemischer wie biologischer Beziehung (s. oben) wurde folgende Reihenfolge gefunden: Benzoesäure $>$ Phenylessigsäure $<$ Phenylpropionsäure $<$ Zimtsäure, und weiter Phenylessigsäure $>$ Mandelsäure $<$ Benzilsäure.

VI. Hierhin gehören auch Untersuchungen über die Entgiftungspaarungen: die Paarlinge, die an die Hauptkörper angehängt werden, z. B. Sulfat, Glykokoll, Glukuronsäure usw. sind zweifellos Substanzen, die durch ihre hydrophilen Gruppen — wie die Versuche lehren — zur rechten Hälfte der Hofmeister-Reihe gehören; sie sind spielend wasserlöslich, nicht flüchtig, nicht oberflächenaktiv, nicht lipoidlöslich, verflüssigen nicht die Gelatine und hemmen nicht die Hitzekoagulation von Eiweiß. Diese Körper werden nun bei den Entgiftungspaarungen als Radikale angehängt an Körper von genau entgegengesetztem physikalisch-chemischem Wirkungsgrade, man denke nur an Benzoesäuren, Salizylsäuren, Phenole usw. So wird auch das entstehende Kupplungsprodukt in obigem Sinne »entwertet« gegenüber dem Ausgangskörper, das gilt z. B. für die Typen: Benzoesäure-Hippursäure, Phenole-Phenolschwefelsäure, Phenole-Phenolglukuronsäure, und zwar in all den oben aufgeführten physikalisch-chemischen wie biologischen Beziehungen.

VII. Weiter wurde untersucht, ob die hier angedeuteten Regelmäßigkeiten bestehen bleiben, wenn aus den verschiedenen aromatischen Säuren durch Veresterung mit Alkohol-Aminen Basen entstehen. Aus Benzoesäure und Äthanoldiäthylamin gelangt man so zu Benzoyl-Äthanoldiäthylaminen, d. h. zur Klasse der Lokalanästhetika. Durch Verwendung von p-Jod, p-Amino usw. -Benzoylen kommt man zu entsprechend substituierten Benzokainen. Wenn diese Reihe auch noch nicht nach allen Richtungen hin völlig durchuntersucht ist, so läßt sich doch folgendes sagen: Die oben angeführte Reihenfolge (I) erwies sich — innerhalb der Para-Reihe — auch als gültig für die vorliegende Verbindungsklasse in bezug auf: Löslichkeit in Wasser, Oberflächenspannung, Gelatine-Verflüssigung, narkotischer Konzentration an Fischen. In bezug auf die lokalanästhetische Kraft liegen besondere Verhältnisse vor. Weiter haben sich im allgemeinen auch an dieser Körperklasse bestätigt — soweit untersucht — die Regelmäßigkeiten der Gruppen III und V.

An diesen hier in größter Kürze skizzierten Untersuchungen sind ganz wesentlich beteiligt gewesen die Herren Dr. Thielmann, Krahé, Corneli, Koch, Bauer, Bettzieche, Wolf, Weilguny, sowie Fräulein Dr. Panhuysen und Fräulein Voigt.

Die Durchführung der Arbeit wurde ermöglicht durch Unterstützung der Notgemeinschaft, wofür ihr auch an dieser Stelle besonders gedankt sei.

Flamm (Leipzig): Beeinflussung der Erregungslage des peripheren Nervensystems durch Gifte.

Am intakten Tier empfängt der periphere motorische Nerv erregende Einflüsse über den Sympathikus (Orbeli, Achelis) und hemmende, die an die Existenz des Zentralnervensystems gebunden sind (Lapique, Achelis). Im Anschluß an diese physiologischerseits erhobenen Befunde wurde die Wirkung von Adrenalin, Atropin und Gynergen durch Bestimmung von Rheobase und Chronaxie beobachtet. Adrenalin und Atropin steigern die Erregbarkeit, Gynergen vermindert sie. Für Adrenalin ließ sich eindeutig zeigen, daß die volle Giftauswirkung an die Unversehrtheit der zum Plexus ischiadicus (Frosch) gehörigen Sympathikusfasern gebunden ist. Im Anschluß an die gesteigerte Giftempfindlichkeit von Organen, die ihrer sympathischen Innervation beraubt sind, gegenüber Adrenalin wird die Frage eines peripheren und zentralen Angriffspunktes für Adrenalin als wahrscheinlich diskutiert. Die periphere nervöse Erregbarkeit ist durch die vorstehenden Untersuchungen mit Hinblick auf das Adrenalin als Erfolgsorgan vegetativer Regulationen gekennzeichnet.

Girndt (Frankfurt a. M.): Die Ermittlung der Wirkungsstärke und Angriffspunkte narkotischer Substanzen mit Hilfe der Lage- und Bewegungsreaktionen.

1. Es wird eine Methode geschildert, die mit Hilfe der Körperstell- und Labyrinthreflexe gestattet, die Wirkungsstärke von Schlafmitteln — bezogen auf die des Veronals als Standardpräparat — am Kaninchen zahlenmäßig zu ermitteln.

2. Mit dieser Methode wurde untersucht, inwieweit die von Molitor und Pick für Cortex-Hirnstammittelkombinationen, von Steinmetzer für Mischungen von Hirnstamm-Mitteln angenommene Wirkungssteigerung über den additiven Effekt (»Potenzierung«) zu Recht besteht. Als Beispiel eines »Cortex-Mittels« wurde Bromnatrium, aus der Gruppe der »Hirnstamm-Mittel« Luminal-Natrium und Urethan benutzt. Kombiniert wurden: 1. Brom und Chloreton, 2. Luminal-Natrium und Urethan.

3. In der Kombination Brom-Chloreton ist die Bromkomponente, in der Mischung Luminal-Urethan das Luminal gegen biologisch äquivalente Dosen Chloreton bzw. Urethan ohne Einbuße an narkotischem Effekt austauschbar. Hieraus folgt, daß sich Brom und Chloreton bzw. Luminal-Natrium und Urethan am Kaninchen nur additiv ergänzen.

Kärber (Leipzig): Quantitative Untersuchungen über die Wirkung des Äthers auf die Atmung.

Als Grundlage für eine spätere Prüfung der Kombinationswirkung von Avertin und Äther am Atemzentrum wird die Konzentrationswirkungskurve des Äthers am Atemzentrum des Kaninchens experimentell bestimmt. Die für den Äther in dieser Richtung bereits vorliegenden Untersuchungen sind widersprechend (Haggard, Csillag).

Um unmittelbar vergleichbare Werte zu erhalten, wurden unsere Versuche nach Beendigung der dynamischen Verteilung vorgenommen. Im Anschluß an Haggard wurde der Konzentrationsausgleich durch eine starke initiale Überdosierung innerhalb $2—2^1/_2$ Stunden erreicht. Kontrollanalysen im arteriellen und venösen Blute ergaben nach 2 Stunden einen Ausgleich auf 97,4%, berechnet auf die arterielle Ätherkonzentration.

Die in 45 Einzelversuchen gewonnenen Befunde sind folgende:

1. Im Bereich der kleinen Ätherkonzentrationen zeigt sich die bekannte erregende Wirkung des Äthers auf die Atmung auch nach langer Einwirkung und nach Eintritt des Konzentrationsausgleiches.

2. Alle Konzentrationen, bei denen der Kornealreflex negativ wird, führen zum Atemstillstand. Es konnten also die alten Befunde von Rietschel und Stange bestätigt werden, daß bei der Inhalation konstanter Ätherkonzentrationen die letale Konzentration ganz dicht neben der Konzentration liegt, bei der alle Reflexe erlöschen.

3. Alle Ätherkonzentrationen, die das Atemvolumen senken, führen zum Atemstillstand. Wir konnten also die Befunde von Csillag auch am Kaninchen und unter Zugrundelegung des Atemvolumens bestätigen. Die entgegenstehenden Befunde von Haggard sind nicht entscheidend, da sie vor Beendigung der dynamischen Verteilung gewonnen sind. Andererseits sind unsere Ergebnisse auch nicht ohne weiteres als eine Bestätigung für die Gültigkeit des »Alles-oder-Nichts-Gesetzes der Narkose« (Mansfeld) am Atemzentrum zu betrachten. Die Befunde bedürfen noch einer weitgehenden Analyse. So sind vor allem Einflüsse von seiten des Kreislaufes und des gestörten Stoffwechsels auszuschließen. Vor allem aber müssen diese Versuche mit einem gasförmigen Narkotikum, z. B. dem Azetylen, wiederholt werden, um eventuell klarzustellen, ob es sich bei diesem Befunde um eine Eigenschaft des Äthers oder um eine allgemeine Eigenschaft flüchtiger Narkotika handelt.

Die Untersuchungen wurden in Gemeinschaft mit Lendle ausgeführt.

Lendle (Leipzig): Über Narkose unter verschiedenen Atmungsbedingungen.

Die Narkose kann in zweifacher Weise als von den Atmungsbedingungen abhängig betrachtet werden. 1. Die Ventilationsgröße beeinflußt die Aufnahme und Ausscheidung des Narkotikum und ist damit von Bedeutung für die Steuerbarkeit der Narkose. 2. Die Zusammensetzung des eingeatmeten Luftgemisches (O_2-Mangel bzw. CO_2-Anreicherung) kann die narkotische oder letale Wirkung des Narkotikum beeinflussen und damit in Beziehung zur Narkosebreite stehen. Dieser letztere Fragebereich wurde studiert, indem an weißen Mäusen in Narkoseflaschen bei verschiedenem O_2- bzw. CO_2-Gehalt die narkotischen und letalen Dosen festgestellt wurden für Äther als dampfförmiges und für Avertin als nichtdampfförmiges Narkotikum. Es ergab sich dabei, daß O_2-Mangel die narkotische und letale Wirkung der beiden Narkotika vertieft und zwar beim Avertin besonders die letale Wirkung, so daß die Narkosebreite des Avertins in 7,5% O_2 kleiner wird, während die Narkosebreite des Äthers gleich bleibt. Für die CO_2-Anreicherung (5 bzw. 12%) konnte dagegen nur beim Äther eine Vertiefung der narkotischen Wirkung mit Verkleinerung der Narkosebreite festgestellt werden, beim Avertin wurde weder die narkotische noch die letale Wirkung durch CO_2 verstärkt. Es besteht also beim Avertin kein additiver Kombinationseffekt mit CO_2. CO_2 selbst wirkte an Mäusen nur in letalen Konzentrationen (Lungenödem) narkotisch, besitzt also keine Narkosebreite.

Betreffend die CO_2-Wirkung auf die Steuerbarkeit der Narkose wurde ferner festgestellt, daß bei langdauernder Einatmung geringer CO_2-Konzentrationen (5%), die Ventilationsgröße erst in 30—50 Minuten ein Maximum erzielt, das durch höhere CO_2-Konzentrationen nur noch wenig gesteigert werden kann. Bei der Rückatmungsnarkose mit fortgesetzter CO_2-Atmung geht man also seines besten Atmungsreizes verlustig, weil durch Zufuhr von höheren CO_2-Konzentrationen die Atmung nicht mehr wesentlich erregt werden kann.

W. Lipschitz (Frankfurt a. M.): Das Schicksal der Halogene an den Membranen des tierischen Organismus.

1. Die Halogene Chlor, Brom und Jod unterliegen einem inneren Kreislauf, der darin besteht, daß die Verdauungsdrüsen, von denen die Parotis,

der Pawlowsche kleine Magen und die Leber (Gallenblase) geprüft wurden,
Ausscheidungskonkurrenten der Niere sind; sie schaffen damit ein »bewegliches
Depot« der Halogene, halten sie also lange im Organismus fest.

2. Das Konzentrierungsvermögen der Magendrüsen für Jodion beträgt maximal 15, das der Parotis 7. · Es ist eine Funktion der Blutkonzentra-
tion an Jodid, die durch stark gekrümmte Kurven dargestellt wird und dadurch
auf Adsorptionsvorgänge an der nach der Blutseite liegenden Drüsenmembran
zurückführbar scheint.

3. Das Konzentrierungsvermögen der Verdauungsdrüsen für Bromion ist
kaum größer als das für Chlorid — maximal 1,5 — und unabhängig von dem
Blutspiegel.

4. Die Blut-Kammerwasser-Schranke ist für Brom ebenso leicht
permeabel wie für Chlor; beide finden sich im Augenkammerwasser des Kaninchens in etwas höherer Konzentration als im Plasma. Jodion wird dagegen
zurückgehalten, so daß auch nach völliger Einstellung seine Konzentration
im Kammerwasser stets geringer gefunden wird als im Blutplasma.

5. Die Lehre von dem fehlenden Unterscheidungsvermögen der Niere,
ihrer »Blindheit« für Bromid und Chlorid ist irrig und in Wahrheit niemals bewiesen worden. Die Niere hält Brom gegenüber Chlor zurück.

**H. Kreitmair (Darmstadt): Zur Pharmakologie des Harmins bzw.
Banisterins.** (Filmvortrag.)

Das Alkaloid aus Banisteria Caapi ist in chemischer, klinischer, physikalischer und nach Untersuchungen des Vortragenden, die von Gunn bestätigt
wurden, auch in pharmakologischer Hinsicht identisch mit dem Harmin, einem
Alkaloid aus Peganum Harmala. Die pharmakologischen Angriffspunkte sind
beim Warmblüter bestimmte Gehirnzentren, in erster Linie wohl das thalamo-
striäre System und die Gehirnrinde. Die charakteristische Reaktion ist kon-
tinuierliches Zittern des ganzen Körpers und ein psychischer Erregungszustand,
nach toxischen Dosen epileptiforme Krämpfe. Andere pharmakologische Wirkungen sind:

Am willkürlichen Muskel: Kontraktion des isolierten Froschgastro-
cnemius in Konzentrationen über 1 : 2000.

An den sensiblen Nervenendigungen: Lähmung nach vorher-
gehender Reizung. Die lokalanästhetische Wirkung wie die direkten Muskel-
wirkungen hält Vortragender für eine unspezifische lokale Reizwirkung.

Der Blutdruck des Kaninchens oder der geköpften Katze wird erst
durch hohe Dosen gesenkt.

Die Herztätigkeit wird wenig beeinflußt. Erst 0,01%ige Konzentration
bewirkt am isolierten Eskulentenherzen diastolischen Ventrikelstillstand, der
nicht durch bloßes Auswaschen, aber durch Adrenalinzusatz reversibel ist.

Die Atmung des Kaninchens wird durch hohe Dosen gelähmt.

Der Blutzuckerspiegel wird nicht beeinflußt.

Die Temperatur wird etwas erhöht.

Gewöhnung tritt nach fortgesetzter Einverleibung ein. Die Dosis von
0,2 g pro Hund, die bei einmaliger subkutaner Verabreichung meistens tödlich
ist, läßt sich auf 0,6 g erhöhen, wenn man mit 0,01 g beginnend, täglich 0,01 g

mehr injiziert. Erst nach 0,5 g treten in diesem Falle Krämpfe auf, während bei einmaliger Verabreichung schon 0,1 g Krampfanfälle hervorrufen. Bei täglicher Injektion von 0,1 g bleiben die Krämpfe nach der fünften Injektion aus.

Die Allgemeinwirkung am Kalt- und Warmblüter wird im Film gezeigt. Der Kaltblüter (Frosch und metamorphosierter Axolotl) reagiert mit Reflexkrämpfen und Muskelstarre, niemals mit Zittern. Bei ihm ist offenbar das Gehirn weniger beteiligt.

Maus, Ratte, Meerschweinchen und Kaninchen zeigen die charakteristische Zitterreaktion, nach höheren Dosen epileptiforme Krämpfe. Bei Katzen, Hunden und Affen treten außerdem psychische Erregungszustände auf. Sie werden scheu und bösartig und bekommen epileptiforme Krampfanfälle.

Die Gebärmutter reagiert mit Tonussteigerung und Vermehrung der Automatie, aber nur, wenn die Verbindung mit dem Gehirn erhalten bleibt. Dagegen kontrahiert sich der isolierte Uterus und der des dekapitierten Tieres nicht.

F. Lipmann (Berlin-Dahlem): Über den Mechanismus der Fluoridhemmung.

Mit Versuchen über die Hemmung der Glykolyse durch Fluorid, deren Ergebnis hier kurz zusammengefaßt werden soll, bin ich seit längerer Zeit im Laboratorium von Prof. Meyerhof beschäftigt. Während die Milchsäurebildung des zerschnittenen Muskels durch Fluoridkonzentrationen zwischen m/3000 und m/200 gehemmt wird, ist die Atmung bei Zusatz von Laktat in m/100 NaF noch unbeeinflußt. Der Atmungseinfluß des Fluorid ist ein doppelter. Über m/100 tritt direkte Hemmung auf, unter m/100 wird eine Herabsetzung der Atmung bemerkbar, die bei Zusatz von Milchsäure verschwindet und daher auf einen indirekten Einfluß über die Hemmung der Milchsäurebildung zurückzuführen ist.

Die Analyse der Gärungshemmung durch Fluorid wurde nach zweifacher Richtung vorgenommen. Einerseits wurde die Abwandlung des Gärungsablaufes, andererseits der Chemismus der Bindung an das Ferment untersucht. Die Gärungshemmung läßt sich auf eine allgemeinere Reaktion des Fluorid, die Hemmung enzymatischer Esterspaltung, zurückführen. Embden beschrieb als erster die durch Fluorid im Muskelbrei hervorgerufene Anhäufung von Hexosediphosphorsäure und betrachtete deshalb die Fluoridwirkung als Förderung der Hexosediphosphatbildung. Meyerhof fand dagegen, daß Fluorid im Muskelextrakt den Zuckerumsatz (Gärung + Phosphorylierung) niemals steigert. Ich konnte dann nachweisen, daß Fluorid nicht nur die Glykolyse, sondern auch in ähnlicher Konzentration die Hydrolyse der Hexosephosphorsäuren im Muskel hemmt. Diese Befunde führten zu einer anderen Erklärung der Fluoridhemmung. Nach der in erster Phase erfolgenden Phosphorylierung treten bei der Glykolyse nach Meyerhof zwei monophosphorylierte Hexosen zusammen, deren eine Phosphat abspaltet und in 2 Mol Milchsäure zerfällt, deren andere Phosphat aufnimmt und in Hexosediphosphorsäure übergeht. Die Abspaltung des Phosphates wird durch Fluorid verhindert und statt des Zerfalles in Milchsäure tritt weitere Phosphorylierung ein, so daß sich Hexosediphosphorsäure als Endprodukt anhäuft. Diese Hexosediphosphorsäure ist nach Versuchen von Lohmann und mir nicht Harden-Youngsche Säure allein. Im Froschmuskelbrei bildet sich vorwiegend ein bisher nicht bekannter Di-Ester, dessen Phosphat durch Säure sehr schwer abspaltbar und dessen Ba-Salz wasserlöslich ist.

Die Gärungshemmung, die sich nach dem Mitgeteilten zur Hemmung der Lipasen und Esterasen in Parallele setzen läßt, kann ebensowenig wie diese durch Entionisierung von Calcium erklärt werden (Loevenhart, K. Meyer). Es wurde gezeigt, daß Fluorid, das stabile Schwermetallkomplexe bildet, vermöge dieser Eigenschaft Schwermetallkatalysen hemmt. Der autokatalytische Anstieg der Oxalsäureoxydation durch $KMnO_4$, die H_2O_2-Zersetzung durch Fe^{III}, die Oxydation von Dioxymaleinsäure werden gehemmt. Wie die gärungshemmenden Metallkomplexbildner HCN, H_2S (Warburg), bildet Fluorid eine Methämoglobinverbindung. Diese dissoziiert monomolekular. Nach der sauren Seite nimmt die Affinität des Fluor zum Methämoglobin stark zu. Bezeichnenderweise wächst ebenfalls die Hemmung der Gärung und der Lipase nach der sauren Seite. Ebenso wie die Lipasehemmung ist auch die Gärungshemmung reversibel. Das Gleichgewicht zwischen Fluorid und Gärungsferment ließ sich mit dem Massenwirkungsgesetz in Einklang bringen. Diese Tatsachen sprechen für die Spezifität der Fluoridhemmung, die ebenso wie die Hemmung durch die genannten Metallkomplexbildner für die Schwermetallnatur des Gärungsfermentes zu werten ist, die von Warburg angenommen wird.

A. Gluschke (Berlin): Vergiftung von Rindern durch Harnstoff. Ein Beitrag zur Frage: Harnstoff als Eiweißersatzmittel für Wiederkäuer.

Unter den toxikologischen Untersuchungen, die ich in letzter Zeit zu bearbeiten hatte, beanspruchen zwei Fälle von durch Harnstoff verursachte Intoxikationen von Rindern in praktischer wie auch rein wissenschaftlicher Hinsicht allgemeines Interesse. Diese Vergiftungsfälle verdienen um so größere Beachtung, als Harnstoff heute bei seiner bequemen technischen Darstellungsmöglichkeit als Düngemittel viel verwendet wird und von einer Giftwirkung desselben bei unseren Haustieren nach spontaner Aufnahme im Schrifttum bisher nichts bekannt geworden ist. Besondere Vorsichtsmaßnahmen zur Verhinderung der Aufnahme von Harnstoff werden in landwirtschaftlichen Betrieben kaum getroffen, zumal von den Lieferanten vielfach sogar auf die Ungiftigkeit des Düngemittels besonders hingewiesen zu werden scheint. Diese allgemeine Auffassung von der Harmlosigkeit des Harnstoffes ist zum Teil darauf zurückzuführen, daß von einer ganzen Anzahl von Autoren (Morgen, Völtz, Hansen, Richardsen u. a.) Harnstoff als Eiweißersatzmittel für Wiederkäuer empfohlen worden ist. — Im Anschluß an die weiter zurückliegenden Untersuchungen über die Rolle, welche die pflanzlichen Amide, insbesondere Asparagin, im Stoffwechsel der Pflanzenfresser spielen, hat die Frage, inwieweit auch der Harnstoff als Diamid der Kohlensäure im Sinne einer Leistungssteigerung für Milchvieh ausgewertet werden kann, seit dem Kriege für Deutschland infolge seines empfindlichen Mangels an eiweißreichen Kraftfuttermitteln eine große wirtschaftliche Bedeutung. Auf Grund ihrer umfangreichen Fütterungs- und Stoffwechselversuche, wobei Rindern Mengen bis 200 g täglich verabreicht wurden, kommen die genannten Autoren zu dem Ergebnis, daß Harnstoff bis zu einem gewissen Grade das Nahrungseiweiß ersetzen kann. Der Erfolg wäre um so deutlicher, je mehr der Gehalt des Grundfutters hinter der Norm zurückbliebe. Hervorgehoben wird besonders, daß Harnstoff auch eine gehaltreichere und zwar fettreichere Milch liefere und mittlere Gaben, eine appetitanregende Wirkung hätten. Allerdings kamen andere Forscher zu weniger günstigen Ergebnissen (Honcamp, Ungerer, Lawrow, Paasch, Scheunert). Letzterer lehnt die Hypothese, nach der durch Einwirkung von Mikroorganismen aus Harnstoff Bakterieneiweiß aufgebaut und dann dieses als Nahrungseiweiß verwendet wird, ab und erklärt die anderweitig erzielten günstigen Erfolge auf Grund seiner Respirationsversuche an Wiederkäuern durch eine stimulierende Wirkung des Harnstoffes auf den Stoffwechsel und die Drüsentätigkeit.

Die Hypothese, daß Harnstoff bei Pflanzenfressern, insbesondere bei Wiederkäuern durch die Bakterien des Magen-Darmkanales zu Eiweiß synthetisiert wird, ist, wie man sieht, bislang ein umstrittenes Problem.

Bei all diesen Fütterungsversuchen sind Beobachtungen über eine Giftwirkung des Harnstoffes nicht gemacht worden. — Für die weiteren Untersuchungen, die erforderlich sind, um zu gesicherten Ergebnissen zu kommen, werden daher die beiden folgenden Vergiftungsfälle und die Ergebnisse meiner experimentellen Versuche von Interesse sein.

In dem einen Falle hatten drei Kühe aus einem Tränkbottich insgesamt etwa 750 g (!) Harnstoff, der mit Glaubersalz verwechselt worden war, mit dem Trinkwasser aufgenommen. Nach $^1/_4$ Stunde zeigten die Tiere die ersten Krankheitserscheinungen und verendeten $2^1/_2$ Stunden später binnen 10 Minuten.

In dem zweiten Falle erkrankten 18 Weiderinder, davon sechs schwer. Zum Teil hatten die Tiere Gelegenheit, den Harnstoff aus zwei auf der Weide stehenden Säcken aufzunehmen (schätzungsweise waren es insgesamt 4—5 kg), zum Teil muß er aber auch mit dem Grase in den Pansen gelangt sein, da die Weide kurz zuvor Harnstoff als Kopfdünger erhalten hatte.

Nach meinen analytischen Untersuchungen war die eingesandte Probe technisch reiner Harnstoff. Giftstoffe, wie Salpeter, Kainit, Cyanide, Cyanamid, Ammoniumsalze usw. waren nicht darin enthalten. — Nach $1^1/_2$ Stunden wurde bei den schwerkranken Tieren folgendes Krankheitsbild beobachtet:

Die Tiere lagen mit ausgestreckten Beinen auf der Seite. Sämtliche Gliedmaßenmuskeln waren in Zitterbewegung; bei der leisesten Berührung wurden heftigste Streckkrämpfe ausgelöst (Starre der Gliedmaßen, Opisthotonus, Trismus). Während der Tetanusanfälle, die $^1/_2$—1 Minute andauerten, sistierte die Atmung völlig, in den Krampfpausen war sie sehr beschleunigt und angestrengt, es erfolgten in der Minute über 100 fauchende Atemstöße. Der Puls war nicht fühlbar, der Herzschlag pochend, sehr beschleunigt (weit über 100), äußerlich sichtbar und hörbar und es bestand starker Venenpuls. Erbrechen wurde nur bei einem Tier beobachtet, Speicheln trat nicht ein. Durch die therapeutischen Maßnahmen (Milch und Cardiaca) erholten sich drei Tiere, die drei anderen mußten notgeschlachtet werden. Der Zerlegungsbefund war hier vollkommen negativ. Die übrigen zwölf Tiere waren nur leicht erkrankt, sie zeigten nur $^1/_4$—$^1/_2$ ihrer gewöhnlichen Milchleistung und verweigerten etwa 15 Stunden lang das Futter.

Da Harnstoff als Stoffwechselendprodukt zu den pharmakologisch indifferentesten Verbindungen gehört, lag die Annahme nahe, daß es sich in diesen Fällen nicht um eine unmittelbare Harnstoffvergiftung, sondern um eine Ammoniak- bzw. Ammoniumkarbonatvergiftung (Ammoniaktetanus) gehandelt hat.

Meine in dieser Richtung hin angestellten experimentellen Versuche, worüber an anderer Stelle ausführlicher berichtet werden soll[1]), haben ergeben, daß in den Vormägen der Wiederkäuer, besonders im Pansen, eine weitgehende bakterielle hydrolytische Spaltung des Harnstoffes in Ammoniak und CO_2 erfolgen kann. — Harnstoffvergärende Mikroorganismen, die in der Natur ja weitverbreitet vorkommen, wurden mittels der Ureasewirkung auf den Futtergräsern, auf Heu und im Panseninhalt nachgewiesen. Unter den gewählten Versuchsbedingungen verlief die hydrolytische Spaltung des Harnstoffes bei Körpertemperatur in 14—20 Stunden fast quantitativ.

Ein Rückschluß auf die wirkliche Geschwindigkeit der Harnstoffgärung in vivo läßt sich aus diesen Versuchen nicht mit Sicherheit herleiten. Da in beiden Vergiftungsfällen die ersten Intoxikationserscheinungen bereits nach sehr kurzer Zeit (nach $^1/_4$—$^3/_4$ Stunde) beobachtet wurden, muß dort eine äußerst beschleunigte Zersetzung des Harnstoffes erfolgt sein, die durch die Eigenart der Bakterienflora und die günstigen physikalisch-chemischen Bedingungen für die Kinetik der Ureasewirkung bedingt sein mag. So ist ja z. B. bekannt, daß in stark verdünnten Harnstofflösungen die enzymatische Zerlegung schneller vor sich geht als in konzentrierten, und daß andererseits bei höheren Konzentrationen das Optimum der Ureasewirkung bei einer anderen p_H-Konzentration (6,8) liegt. Hinzu kommt ferner, daß zu den sogenannten Auxokörpern, welche die Urease auch bei optimaler Reaktion und im geeigneten Medium in ihrer Wirksamkeit verstärken, außer d-Glukose, Glyzerin, Brenztraubensäure auch Milchsäure gehört, die im Panseninhalt mehr als hinreichend vorhanden ist. Für die Möglichkeit einer stürmisch verlaufenden Hydrolyse des Harnstoffes spricht auch der häufig perakute Verlauf anderer bakterieller Gärungen im Pansen (Tympanitis).

Ob die Harnstoffgärung noch durch Gegenwart besonders ureasereicher Futterpflanzen begünstigt worden ist, soll derzeit nicht entschieden werden.

Es ist erstaunlich, daß die weitgehende Harnstoffhydrolyse in den Vormägen der Wiederkäuer und die hierdurch verursachten Intoxikationserscheinungen bisher nicht beobachtet worden sind, trotz der umfangreichen Fütterungs- und Stoffwechselversuche. Für die Lösung des Problems »Harnstoff als Eiweißersatzmittel für Wiederkäuer« hätten sich dann vielleicht andere Gesichtspunkte ergeben.

K. Schübel (Erlangen): Über die Empfindlichkeit des puerperalen Uterus der lebenden Katze gegenüber Hypophysenhinterlappen-Standardpulver.

Nach intramuskulärer Injektion von frisch bereiteten Hypophysenstandardlösungen beträgt die Empfindlichkeit des puerperalen Uterus der Katze am 3. und

---

1) Tierärztl. Rundschau 1929, Jhg. 35, Nr. 42, S. 781—789.

4. Tag nach der Geburt 0,02—0,01 Voegtlineinheiten (V.E.) pro Kilogramm. Viel empfindlicher aber reagiert die Gebärmutter bei intravenöser Zufuhr dieser Extrakte. Man bindet zu den Injektionen in die Vena saphena eine mit Hahn versehene Hohlkanüle ein, was etwa 2—3 Minuten erfordert. Die intravenöse Methode hat den Vorteil, daß man am gleichen Versuchstier und an einem Tage sechs bis acht Hypophysenpräparate einstellen oder titrieren kann. Am besten ist wegen der größten Empfindlichkeit der 4. Tag post partum geeignet. Man ermittelt zunächst den Titer einer frischen Standardlösung von bestimmtem Gehalt (1 ccm = 0,28 V.E. in 0,05 norm. NaH_2PO_4), eicht die Katze und vergleicht damit einschleichend Präparate von unbekannter Wirkungsstärke. So kann man sofort den Wert jedes Präparates in V.E. angeben. Die Wehentätigkeit dauert nach intravenöser Injektion der stark verdünnten Extrakte nur wenige Minuten. Nach jeder Auswertung wartet man (bei oberflächlicher Narkose mit Äther) 15—20 Minuten und beginnt dann mit der Einstellung des nächsten Präparates, indem man alle 5 Minuten steigende Dosen injiziert, bis Uteruskontraktionen einsetzen. Hier soll nur ein Beispiel der an einer Katze ermittelten Werte verschiedener Hypophysenpräparate angegeben werden.

Katze 50₂₉ · 3ᵈ 2ʰ p. p. 2,8 kg Körpergewicht.

Kleinste wirksame Dosis in ccm		Voegtlin-Einheiten in ccm
1/25	Hypophysen-Standard-Voegtlin vom 13.IX.1929	0,28
1/20	» » » » 3. IX. 1929	0,28
1/75	Hypophysen-Extrakt-Schering physiologisch eingestellt vom 13. VIII. 1928	0,84
1/50	Physormon forte Passek und Wolf 1928	0,56 (deklariert 4 V.E.)
1/133	Pituitrin Parke und Davis vom 12. V. 1928, Nr. 650233 E	3,36 (deklariert 10 V.E.)
1/100	Hypophysen-Gehe vom 14. VIII. 1928, Kontroll-Nr. Ph. 14.	1,12 (» 6 »)
	2. Auswertung: 3ᵈ 10ʰ p. p.	
1/75	Hypophysen-Extrakt-Schering (gl. Ampulle)	0,84
1/25	Hypophysen-Standard-Voegtlin vom 13.IX.1929	0,28
1/1000	Pitujectol (mit Solvochin)	2,24

Grab, Rein und Janssen (Freiburg i. Br.): Über die Durchblutung der Leber unter Adrenalinwirkung.

Mit der Methode der Thermostromuhr (Rein) wurde an Hunden in Chloralosenarkose gleichzeitig die Durchblutung der Vena cava thoracalis, der Vena cava abdominalis, der Vena portae und der Arteria hepatica fortlaufend in absoluten Werten registriert.

Nach intravenöser Injektion von $^1/_{100}$—$^1/_{20}$ mg Adrenalin beobachtet man immer eine Stromverlangsamung in der Leberarterie. Ein gewisses gegensätzliches Verhalten findet sich zwischen Bauchcava und Pfortader; bei Kontraktion der einen erweitert sich die andere und umgekehrt, während in der Brustcava eine Strombeschleunigung mit nachfolgender Stromverlangsamung vorhanden ist.

Vergleicht man die Differenzen der Durchflußmengen von Bauchcava und Brustcava (also die gesamte Ausflußmenge der Leber) und die Summe der Durchblutung der beiden zuführenden Gefäße (also die gesamte Einflußmenge der Leber), so ergibt sich normalerweise eine gute Übereinstimmung beider Werte. Mit Einsetzen der Adrenalinwirkung überwiegt die aus der Leber fließende Blutmenge. Dies ist nur möglich, wenn die Leber selbst Blut auswirft. Im weiteren Verlauf der Adrenalinwirkung kann man das Umgekehrte beobachten: ein Überwiegen der durch Pfortader und Leberarterie zufließenden Menge über die Ausflußmenge. Diese Beobachtung ist nur erklärbar durch Blutablagerung in die vorher ausgepreßten Lebergefäße. Die unter Adrenalinwirkung ausgeworfenen und wieder aufgenommenen Blutmengen sind gleich groß und betragen 25—30% des Gewichtes des entbluteten Organes.

Gleichzeitig war die Beobachtung verschiedener physiologischer Daten möglich, nämlich die absolute Messung der Leberdurchblutung, ihre Verteilung auf die verschiedenen Gefäßgebiete und die Bestimmung der in der Leber abgelagerten und für den Kreislauf verfügbaren Blutmenge.

Fritz (Berlin): Über die blutdrucksenkende Wirkung kleiner Adrenalinmengen.

Es ist bekannt, daß kleine Dosen Adrenalin intravenös verabreicht, bei Karnivoren eine primäre Blutdrucksenkung hervorrufen. Die Ursache dieser Blutdrucksenkung ist eine periphere Vasodilatation. Nach den Beobachtungen von Macdonald und Schlapp sollen diese Blutdrucksenkungen nur bei mit Äther narkotisierten Tieren zu beobachten sein, da sie bei dezerebrierten und unnarkotisierten Tieren keine Blutdrucksenkungen fanden. In Äthernarkose sollen aber auch dezerebrierte Tiere mit Blutdrucksenkung reagieren.

Verfasser wiederholte diese Untersuchungen, benutzte aber statt Dezerebration Lokalanästhesie und Kurarisierung. Die Versuche zeigten, daß bei unnarkotisierten und kurarisierten Tieren die primären Blutdrucksenkungen auch zu beobachten sind, aber nur dann, wenn der spontane Blutdruck durch das Kurarisieren nicht zu tief gesunken ist. Nach starker Senkung des spontanen Blutdruckes wirken Adrenalindosen, die vorher blutdrucksenkend wirkten, blutdrucksteigernd.

In Chloroform und Urethannarkose sind die Blutdrucksenkungen auch gut zu beobachten.

Anknüpfend an die Beobachtung, daß nach Abfall des Spontanblutdruckes die Adrenalinreaktion umschlägt, stellte Verfasser Versuche bei verändertem Spontanblutdruck an. Erhöhung des Spontandruckes wurde durch Hirnanämie hervorgerufen, Erniedrigung des Druckes durch Lungenblähung.

Die Versuche zeigten, daß bei erhöhtem Spontanblutdruck die Adrenalinblutdrucksenkungen verstärkt sind, daß bei sukzessiver Senkung des Spontandruckes die Reaktionen immer schwächer werden, bis bei ganz niedrigem Spontandruck ein Umschlag in Blutdrucksteigerung erfolgt.

Es wird auf die große Bedeutung des Spontantonus für die Adrenalinblutdrucksenkungen hingewiesen.

Nach Dezerebration verschwindet die Reaktion vorübergehend, doch nach
Ablauf von 35—40 Minuten kehrt sie wieder zurück.

Nach Dekapitation verschwindet die Reaktion endgültig und oft wird
statt Blutdrucksenkung eine Blutdrucksteigerung beobachtet. Dies ist mit dem
Abfall des Spontandruckes infolge der Dekapitation zu erklären. Durch Dauer-
infusion stark verdünnter Adrenalinlösungen ist es möglich, den Blutdruck
ständig erniedrigt zu halten.

Geßner (Marburg): Über Uzara.

Es wurde die Wirkung der zuerst von G ü r b e r experimentell untersuchten
und in die Therapie eingeführten Uzaradroge auf 1. das Kaltblüterherz und
2. glattmusklige Kalt- und Warmblüterorgane untersucht.

Verwendet wurden: a) U z a r o n = 25%iges, alkoholisches, pulverförmiges
Extrakt der Uzarawurzel, das alle pharmakologisch wirksamen Substanzen enthält und als solches bzw. als alkoholischer L i q u o r U z a r a in der Praxis Verwendung findet; b) U z a r i n = kristallisierendes Hauptglykosid der Droge;
c) U z a r i d i n = kristallisierendes Aglykon des Uzarins; d) U z a r e n = mikro-
kristallinisches Glykosid; e) uzarinfreies Uzaron; f) Mutterlauge der Uzaron-
Tanninfällung (Uzarin, Uzaridin, Uzaren werden durch Gerbsäure gefällt).

Zu 1. Am Froschherzen in situ und am isolierten Froschherzen konnte
zunächst der Befund von S t o r d e u r bestätigt werden, daß Uzaron bzw. Uzarin
nach typischen Frequenz- und Überleitungsstörungen digitalisartigen, tonischen
(»systolischen«) Stillstand erzeugt. Dasselbe konnte Vortragender für das gut
wasserlösliche Uzaren und das praktisch wasserunlösliche Uzaridin zeigen.
Ferner ergab sich, daß Uzaron bzw. Uzarin sowohl subkutan wie am isolierten
Herzen der Kröte (Bufo vulgaris) auch »systolischen« Stillstand erzeugt, daß
hierzu aber bedeutend höhere Konzentrationen notwendig sind, wie dies vom
Vortragenden schon für typische Digitalissubstanzen einschließlich Krötengift
(Bufotalin) ermittelt worden war. Die Digitalisnatur der Uzaraglykoside konnte
weiter dadurch bewiesen werden, daß Uzarin und Uzaren in Konzentrationen,
die am Froschherzen tonischen Stillstand erzeugen, am isolierten Krötenherzen
zu einer bedeutenden Verbesserung der Herztätigkeit führen, mithin das im
Krötenblut normalerweise vorhandene und für die normale Herztätigkeit der
Kröte unentbehrliche Bufotalin in derselben Weise ersetzen können wie andere
typische Digitalissubstanzen. Ferner wird durch diese Pharmaka, wie durch
Strophanthin und Krötengift (G i e s), die refraktäre Phase des Temporarienherzens
bis in das Endstadium hinein verkürzt, der Muskarinstillstand aufgehoben, und
die Herzwirksamkeit in der von F i s c h e r für die Digitalisglykoside beschriebenen Art durch Temperatursteigerung beschleunigt. Etwaiger Saponin-
charakter ließ sich dadurch ausschließen, daß die Uzaraglykoside nicht hämoly-
sieren, nicht durch Cholesterin (F ü h n e r) oder durch Vermischen mit Blut ent-
giftet werden, und daß der durch sie bedingte tonische Stillstand durch 0,65%ige
NaCl-Lösung wie bei typischen Digitalissubstanzen aufzuheben ist, endlich dadurch, daß durch die Uzaraglykoside das Herz für die kontrakturauslösenden
Wirkungen bestimmter Kationen sensibilisiert wird.

Zu 2. Am Meerschweinchendarm konnte die von Hirz am Katzen- und Kaninchendarm gefundene, hemmende Wirkung des Uzarons besonders nach Pilokarpin- oder Bariumerregung bestätigt werden. Dagegen bewirkten an der isolierten Froschkloake Uzaron, Uzarin und Uzaren in schwachen und mittleren Konzentrationen Tonussteigerung, Frequenzzunahme bei gleichzeitiger Abnahme der Amplituden, und, erst in hohen Konzentrationen, Tonusabnahme und Aufhören der Pendelbewegungen. Die lähmende Wirkung war bei uzarinfreiem Uzaron stärker als bei Uzaron, am stärksten lähmte die Mutterlauge der Uzaron-Tanninfällung. Die Lähmung war reversibel. Da sich dasselbe Wirkungsbild am sicher nervenfreien Amnion des 10—14 Tage bebrüteten Hühnereies (Baur) ergab, schien eine unmittelbare Erregung der Sympathikusendigungen, wie sie von Hirz angenommen worden war, für den Darm ebenso wie für die Gefäße und den Uterus durch die Befunde von Tigerstedt und Airila, Raymond-Hamet, sowie Rothlin und Raymond-Hamet widerlegt.

Dagegen konnte durch weitere Untersuchungen erwiesen werden, daß Uzara in mittelbarer Beziehung zu den Sympathikusendigungen steht:

An der Froschkloake wurde die hemmende Wirkung des Adrenalins durch an sich erregende Konzentrationen von Uzaron, Uzarin und Uzaren verstärkt; — am Samenstrang des Meerschweinchens, der durch Uzara selbst in höheren Konzentrationen nicht sichtlich beeinflußt wurde, zeigte sich eine Verstärkung der erregenden Adrenalinwirkung; — an der Carotis vom Kalb bewirkte Uzaron eine bedeutende Verstärkung der kontrahierenden Adrenalinwirkung; — besonders beweisend erschienen aber folgende Befunde: Am Läwen-Trendelenburgschen Froschgefäßpräparat, an dem Uzara selbst in hohen Konzentrationen keine Verengerung, eher eine Erweiterung der Gefäße bedingt (Schwalm), konnte die Adrenalinempfindlichkeit durch vorhergehende Einwirkung selbst schwacher Uzarakonzentrationen bedeutend gesteigert werden, und an Streifen von Herzkranzarterien, an denen Uzaron für sich verengernd wirkt (Loening), was allein schon gegen eine unmittelbar sympathikotrop erregende Wirkung sprach, wurde die gefäßerweiternde Wirkung des Adrenalins erheblich verstärkt. Da ferner alle diese Uzarawirkungen reversibel und oft an einem und demselben Präparat mehrmals auszulösen waren, wird die Sensibilisierung der Sympathikusendigungen der betreffenden vegetativen Organe durch Uzara als bewiesen angesehen.

Gert Taubmann (Breslau): Pharmakologie organischer Rhodanide.

Die Untersuchungen über die Pharmakologie organischer Rhodanide gingen ursprünglich von zwei Gesichtspunkten aus: Erstens sollte festgestellt werden, ob gewisse, bei anorganischen Rhodaniden beobachtete Wirkungen sich durch Alkylsubstitution verstärken ließen. Zweitens sollte darauf geachtet werden, ob der chemischen Ähnlichkeit des CNS mit den Halogenen, die ja zum Begriff des Pseudohalogens geführt hat, Wirkungsähnlichkeiten mit halogensubstituierten Alkylen entsprachen. Es zeigte sich aber sehr bald, daß mit einer planmäßigen Verstärkung der NaSNC-Wirkung nicht zu rechnen war, daß die Rhodanalkyle als Sondergruppe mit eigenartiger Wirkung zu betrachten waren. Zusammenfassend ist zu sagen: Die Rhodanalkyle, mono- und di-substituiert, sind in die Gruppe der Kühl- und Krampfgifte einzureihen und zeigen überall die Kuppelung dieser Wirkungen mit Atmungserregung.

Zunächst eine kurze Schilderung der Befunde: Körper vom Typ des Methylrhodanids bis zum Hexylrhodanid herauf, ebenso di-substituierte Körper, z. B. Methylen-di-rhodanid sind in Dosen von 5—10 mg Krampfgifte mit zentralem Angriffspunkt; nach hoher Rückenmarksdurchschneidung fallen die Krämpfe fort. Der Krampf ist klonischer Natur, beginnt wenige Minuten nach der subkutanen Injektion (orale Gaben brauchen nur wenig länger), hält etwa 10 Minuten an und macht dann einer Parese Platz, von der die Tiere nach Verlauf von $1/_2$ Stunde sich erholen. Bruchteile, etwa $1/_4$—$1/_3$ der Krampfdosis, machen beim fiebernden Tier Temperatursenkung von 1—2° für die Dauer von etwa 2 Stunden. Am normalen Tier ist der Umfang der Senkung, wie zu erwarten, wesentlich geringer.

Die Atmung ist nach Injektion auch kleinerer Dosen vertieft und beschleunigt. Besonders deutlich kommt die Atmungserregung zum Vorschein, wenn man Bruchteile von Milligramm dieser Körper intravenös gibt. Hier ist die Wirkung so stark, daß auch die mit Morphin stillgelegte Atmung des Kaninchens wieder in Gang kommt. Dieser Einfluß ist vorübergehend, entsprechend der Flüchtigkeit der Substanzen, läßt sich aber durch neue Gaben wieder in vollem Umfang erreichen. Dieser Befund am morphinisierten Tier läßt darauf schließen, daß es sich um zentrale Atmungserregung handelt. Eine periphere Wirkung war zunächst deshalb nicht von der Hand zu weisen, weil alle diese Körper in höherer Konzentration mehr oder weniger lokal reizend wirken und mit der Atemluft zum Teil wieder ausgeschieden werden.

Als Beweis für den Zusammenhang zwischen Krampfwirkung, Antipyrese und Atmungserregung, gleichzeitig auch als Beitrag zur Frage Konstitution und Wirkung soll folgender Befund erwähnt werden. Wenn man organische Rhodanide mit Doppelbindungen untersucht, z. B. Allyl- und Crotylrhodanid, so findet man, daß alle typischen Wirkungen einfacher Alkylrhodanide verloren gegangen sind. Kein Krampf, keine Antipyrese, keine Atmungserregung (dies, obwohl die lokale Wirkung dieser Körper stark ist, ein Befund, der ebenfalls für zentralen Angriff spricht). Nach kleinen Dosen zeigen die Tiere überhaupt kein abnormes Verhalten, nach großen gehen sie unter zunehmender Parese ein. Für den strikten Zusammenhang von Kühl- und Krampfwirkung, denen man wohl mit einiger Reserve die Atmungserregung als drittes gleichwertiges Symptom zugesellen kann, scheinen diese Befunde ein besonders glückliches Beispiel.

Die Untersuchungen ergaben weiter, daß den Rhodanalkylen gemeinsam eine Blutgiftwirkung ist, die bei einzelnen Körpern stark, bei anderen weniger deutlich ist. (Auch das Rhodannatrium ist in dieser Hinsicht nicht ganz unwirksam. 0,2 g/kg senken die Blutwerte eines Kaninchens um 20—30%, ein Befund, den man bei der Rhodanmedikation im Auge behalten muß.) Schon kleine Dosen, z. B. von Methylen-di-rhodanid, senken den Hämoglobingehalt in kurzer Zeit um 30—40%. Ein weiteres Absinken sieht man selten, die Tiere gehen vorher ein. Der bisher stärkstwirksame Körper ist das Rhodananilin. Hier kombiniert sich offenbar die Wirkung des Grundkörpers mit der des Substituenten. Daß es sich nicht um eine reine Anilinwirkung handelt, lehrt der Vergleich mit Anilinhydrochlorid, das in Dosen von 10 mg/kg wirkungslos ist, während Rhodananilin in gleicher Dosis das Hämoglobin um 80% des Ausgangswertes senkt. Der Blutzerfall ist rapid. Von einem Tag zum anderen wurden 36% Abnahme beobachtet.

Auf die übrigen Wirkungen (Kaltblüter, isolierte Organe) soll hier nicht eingegangen werden.

Gestattet sei noch ein Hinweis darauf, inwieweit diesen Untersuchungen auch eine praktische Bedeutung zukommt. Die Frage, ob organisches Rhodanid in der Natur bzw. in Heilmitteln vorkommt, muß bejaht werden. Alle Stoffe, die Senföle enthalten, gleich, ob synthetisch dargestellt oder natürlich vorkommend, enthalten organisches Rhodanid, wovon man sich leicht überzeugen kann, wenn man das fragliche Produkt mit Kaliumsulfid behandelt. Dabei wird aus organischem Rhodanid Rhodankali abgespalten, das man mit einem Tropfen Ferrisalz nachweist. Außer Senf und Senfölen gibt diese Reaktion auch alkoholischen Rettichextrakt. Mit Rücksicht auf den Gebrauch von Rettich zur Behandlung von Gallenleiden ist das zu beachten. Wahrscheinlich handelt es sich um Allylrhodanid, das ja eines der am wenigsten giftigen und nicht mit den typischen Wirkungen behaftet ist. In Anbetracht der erheblichen Wirksamkeit organischer Rhodanide dürfte eine Untersuchung zweckmäßig sein, wie bekannte Gifte und Pharmaka sich nach Einführung des Rhodanrestes verhalten, eine Frage, die demnächst in Angriff genommen werden soll.

O. Steppuhn (Moskau): Ein lohnender Ertrag volksmedizinischer Forschung.

Die volksmedizinische Forschung gewinnt in Rußland besondere Bedeutung aus zweierlei Gründen. Einmal hat sich das Volkswissen ganz ungemein herausdifferenziert, was durch Vielstämmigkeit, Mangel an Verkehr und Verkehrsmitteln, dünne Bevölkerung, Mannigfaltigkeit von Landschaft, Klima, Boden usw. erklärt wird; zweitens, weil der unendliche floristische Reichtum und die wenig entwickelte synthetische Heilstoffindustrie zu glauben veranlassen, daß die russische pharmazeutische Industrie in absehbarer Zukunft sich sehr bedeutend auch auf die Pflanze als Rohstoff wird stützen müssen.

Es steht fest und es häufen sich Beispiele dafür, daß die Pflanzenwelt in keiner Weise auf ihren Medikamentwert durchgeprüft ist. Vieles wird unterschätzt, so manches ist überhaupt noch nicht bekannt. Die Geburt der Pharmakologie als Wissenschaft fällt mit dem Aufbau der Farbenindustrie und ihrer Abzweigung, der synthetischen pharmazeutischen Industrie, zusammen. Im Taumel der Erfolge auf diesem Gebiet ist die Pflanze als Heilstoffträgerin zu kurz gekommen. Wenn die Revision der völkischen Pflanzenheilkunde überhaupt lohnend wäre, so doch ganz besonders in Rußland aus den schon angeführten Gründen. Anfänge dieser großen Programmarbeit konzentrieren sich um das Moskauer staatliche chemopharmazeutische Forschungsinstitut. Die Durcharbeitung geschieht nach vier Richtungen: 1. Studium alter Handschriften und Bücher (besonders Klosterbibliotheken), 2. Sammeln von Angaben an der Quelle, bei den Heilkundigen auf dem Lande, im Dorf und allgemein bei gebildeteren Landbewohnern (Popen, Lehrer) durch Verschicken von Fragebogen, 3. pharmakologische und 4. klinische Prüfung. Besonders die pharmakologische Prüfung bedarf viel Zeit und Mühe und trotzdem waren gleich bei der ersten Überprüfung Erfolge zu verzeichnen.

Im Gouvernement Jaroslaw wird Lychnis flos cuculi L. (Caryophylaceae), eine überall auf feuchten Wiesen und an Waldesrändern wachsende Pflanze, zur Abtreibung benutzt und zwar als Dekokt 20 : 200 alle Stunden ein Eßlöffel bis zur Wirkung. Nebenerscheinungen: Schwindel, Flimmern vor den Augen, Herzklopfen, Verlust der Sehschärfe usw. Über die Chemie der Pflanze liegen ganz alte und vereinzelte Angaben vor. Soviel uns bekannt, wurde sie niemals als die Wehentätigkeit anregendes Mittel empfohlen. Unsere Versuche (Dr. J. Nolle) haben die Angaben der Volksmedizin vollkommen bestätigt. Lychnis flos cuculi als alkoholfreies Extrakt subkutan gespritzt, steigert bedeutend die Uteruserregbarkeit (Kaninchen), was zu tetanischen Kontraktionen führt; auch am isolierten Uterus treten Kontraktionen tetanischen Charakters ein. Kaninchen vertragen große Dosen — bis zu 10 ccm Extrakt. Blutdruck wird nicht beeinflußt. Am isolierten Herzen beobachtet man Vergrößerung der Amplitude ohne Verlangsamung der Frequenz. An isoliertem Darm (nach Magnus) sieht man Tonussteigerung und Verminderung der Amplitude, es tritt auch in diesem Fall manchmal spastische oder Tetanoidekontraktion ein. Bei peroraler oder subkutaner Einverleibung bei trächtigen Tieren tritt Frühgeburt ein. Die Pflanze enthält Saponine, die Wirkung ist aber nicht an diese gebunden, sondern, wie es scheint, an einen Körper basischen Charakters. Eine von Saponinen durch Ätherfällung befreite 20%ige alkoholische Tinktur hat sich in der Klinik als blutstillendes Mittel und in der Nachgeburt zwecks Involution gut bewährt. Chemische Untersuchungen sind eben erst begonnen.

D. B. Lorenzo Velazquez (Madrid): Einige Tatsachen aus dem Gebiete der Reiztherapie.

Seit den Arbeiten von Löwy, Spiethoff usw. ist allgemein bekannt, daß der Aderlaß und die großen Blutungen im allgemeinen eine proteintherapeutische Wirkung haben. Das geht darauf zurück, daß gewisse Gewebsproteinstoffe, die nicht vollständig metabolisiert und daher dem Organ bis zu einem gewissen Punkt fremd sind, in das Blut übergehen und ihre proteintherapeutische Tätigkeit ausüben.

Die Magensäure fällt um Einiges bei Experimenten, die wir mit Hunden, die Magenfisteln trugen, gemacht haben, wenn Blutungen eintreten oder Magenblutungen hervorgerufen werden.

Ein in der Klinik sehr häufig bemerkbarer Umstand ist die subjektive Besserung, die bei den Magengeschwüren auftreten, wenn sie reichhaltige Hämorrhagie besitzen (»Hämatemese«).

Wir haben bei Hunden Magengeschwüre untersucht und konnten die schnellste Vernarbung nachweisen, wenn wir eine gastrische Hämorrhagie hervorriefen und auch, wenn wir einen Aderlaß anwandten.

Wir denken, daß sich alle diese Umstände durch die proteintherapeutische Tätigkeit erklären lassen, auf die wir uns vorher bezogen, ein Umstand, über den man nicht erstaunen kann, da man schon seit den Arbeiten von Pribram die nützliche Tätigkeit der nicht spezifizierten Proteintherapie bei den Magengeschwüren kennt.

Die Arbeit erscheint in Spanisch (Arch. de Med. Cir. y Especialidades) und in Deutsch (Klin. Wochenschr.).

C. G. Santesson (Stockholm): Wismuthstudien.

Besonders um die Entstehung der Sulfidnekrosen im Darm zu beleuchten, hat Verfasser an Kaninchen Bi_2S_3 wiederholt in steigenden Gaben (Gesamtmenge 1—1,2 g) subkutan eingespritzt. Polyurie und gelinde Albuminurie; mehrmals Bi im Harn. Die Tiere wurden 8 Tage nach der letzten Injektion mit Chloroform getötet und seziert; Organteile mikroskopisch untersucht. Viel Sulfid in den Injektionsherden ohne entzündliche Reizung oder Nekrose der Umgebung. Mit den Lymphgefäßen war Sulfid zu mehreren Bauchorganen umhergeschleppt, ohne diese merkbar zu reizen. In den Nieren war Nekrose der Tub. contorti mit Kalkinfarkten vorhanden, im Cökum Sulfidnekrose (sparsam) ohne Spur von Colitis. In einigen anderen Versuchen wurde Bismuth. subsalicylic. in 10%iger Ölsuspension subkutan gespritzt. Gesamtnge 0,7—0,9 g. Verfahren und Symptome wie oben. Bi-Salz in den Injektionsherden ohne Reizung der Umgebung. Nekrose der Tub. contorti der Nieren mit Kalkinfarkten. Sulfidnekrosen in Cökum, Colon und Appendix stärker hervortretend. Schwarze Nekrosemassen dicht unter dem Epithel. Dieses oft (sekundär) beschädigt und abgestoßen, enthält kein Sulfid. Kleine Gefäße nekrotisch, schwarz, wie steife Röhre. Schwarze Massen und Körner von Sulfid auch tiefer im Schleimhautgewebe, zum Teil in Zellen. Keine Colitis. Ein Tier, das nach der Injektionsperiode längere Zeit lebte, zeigte in den Organen auffallende Reparationsbilder: Die Kalkinfarkte in den Nieren nahezu verschwunden, ebenso die oberflächlichen Sulfidnekrosen im Darm — die gutartige Natur der pathologischen Bi-Veränderungen bezeugend.

Da das Bi_2S_3 an sich nicht reizend oder gewebstörend wirkt, ist Verfasser der Meinung, daß eben die Bildung des Sulfides im Darm (durch Zusammentreffen einer im Schleimhautgewebe zirkulierenden Bi-Verbindung mit H_2S aus dem Darmlumen) das getroffene Gewebe abtötet, daß also das Sulfid sozusagen in statu nascenti die Nekrose hervorruft. (Der Vortrag wurde mit mikrophotographischen Lichtbildern beleuchtet.)

K. v. Neergaard (Zürich): Kritik der Messungen von Silberionen in Lösungen von kolloidem Silber im Anschluß an neuere Ergebnisse der Messung von H-Ionen.

So segensreich die Lehre von der Ionisation der Elektrolyte und der großen Bedeutung der freien Ionen wegen ihrer besonderen Reaktionsbereitschaft für biologische Fragen gewesen ist — denken wir nur an das Gebiet der H-Ionenlehre und die Anschauungen von der Bedeutung der Schwermetallionen für die biologische Wirkung dieser Salze — so kann andererseits nicht genug Kritik und Vorsicht in diesen Fragen empfohlen werden. Ich habe seinerzeit bei der Diskussion des therapeutischen Wirkungsmechanismus von Schwermetallionen, insbesondere des Silbers, gezeigt, daß die fast zum Axiom gewordene Theorie von der Wirkung nur der freien Schwermetallionen unhaltbar ist und die Komplexkonstante maßgebender und für viele therapeutische Fragen aufschlußreicher ist, als die Lehre von den freien Ionen.

Auch heute möchte ich einen Beitrag zur Kritik der Ionenlehre bringen, ohne dabei in der kurzen Zeit auf eine Diskussion der Einzelheiten dieser recht komplizierten Fragen eingehen zu können.

Bei der Messung von H-Ionen glauben wir auch in dispersen Systemen eine homogene Lösung zu haben und tatsächlich die Zahl der freien H-Ionen zu messen. Der weitere Ausbau und die Übertragung der modernen Dissoziationslehre auf disperse Systeme hat nun besonders in den physikalisch-chemischen Befunden Wiegners und Pallmanns, sowie ferner in denen von R. Bradfield und W. Paulis zu Konsequenzen geführt, die, glaube ich, auch das intensivste Interesse des Biologen erwecken müssen. Um nur ein Beispiel zu nennen, ergab sich in einer 1%igen Tonsuspension eine 15mal größere H-Ionenkonzentration wie im Dispersionsmittel. Um die Tonteilchen als Kern bildet sich eine Wasserstoffionenhülle mit nach außen allmählich abnehmender Dichtigkeit, analog der Atmosphäre um die Erde, nur mit dem bedeutenden Unterschied, daß die Wirkungssphäre dieser H-Ionenwolke im Verhältnis unendlich viel größer ist. Diese H-Ionenhülle der suspendierten Teilchen wirkt nun auch auf die messende Elektrode und das Meßresultat gibt uns nur die Resultante der homogenen H-Ionenkonzentration im Lösungsmittel und des je nach dem Dispersitätsgrad und der Teilchenzahl variablen Einflusses dieser Wasserstoffionenhüllen. Bei Blutkohlesuspensionen kann der Unterschied sogar das 150fache betragen und die bisherigen Befunde sprechen dafür, daß ähnliche Verhältnisse auch in den Lösungen hydrophiler Kolloide bestehen, die uns Mediziner vor allem interessieren.

Es muß wohl nicht betont werden, daß diese Erkenntnisse für eine ganze Reihe von Fragen der angewandten H-Ionenlehre revolutionär wirken werden.

Und nun kurz einige Konsequenzen für die Frage der Schwermetall- insbesondere der Silberionen. Schon Erich Müller hat gezeigt, zu was für absurden Resultaten wir bei der Messung freier Ionen in stark komplexen Lösungen kommen. Jetzt verstehen wir, was damals noch unverständlich war, nämlich, daß wir gar nicht die Zahl der freien Ionen messen, sondern die durchschnittliche Beweglichkeit, die gegenseitige Bremsung der Ionen, ihre mittlere Aktivität. Und wenn ich früher zeigen konnte, daß für die Desinfektionskraft einer Silbernitratlösung gar nicht ihre Konzentration an Silbersalz maßgebend ist, sondern die Relation zu der in der Flüssigkeitseinheit vorhandenen Bakterienoberfläche und ihrer Adsorptionskraft, so verstehen wir auch jetzt besser, was das bedeutet: auch um die Bakterien herum bildet sich nach den gleichen Gesetzen eine Schwermetallionenwolke, deren Dichtigkeit vor allem maßgebend ist für den biologischen Effekt.

Und ein anderer Fall: seit langem bekannt und neuerdings von Voigt auch für schutzkolloidfreie Lösungen bestätigt, ist die Beobachtung, daß bei der Verdünnung kolloider Silberlösungen die Silberionenkonzentration nicht ab-, sondern relativ zunimmt. Da Ionenaustausch und Peptisationserscheinungen unwahrscheinlich sind, ist die Annahme nach dem Gesagten am wahrscheinlichsten, daß die größere Bewegungsfreiheit der Silberionenhüllen auf die Elektrode wirkt und uns eine Zunahme an freien Ionen vortäuscht.

Man wird mir vielleicht einwenden, daß diese Tatsachen für die Therapie wenig Bedeutung mehr haben, da mich ja schon meine früheren Untersuchungen zu einer Ablehnung einer direkten bakteriziden Wirkung, z. B. bei der intravenösen Schwermetalltherapie führten und die indirekte Leistungssteigerung des aktiven Mesenchyms, wie jetzt wohl von den meisten Autoren angenommen wird, als das Wesentliche des therapeutischen Wirkungsmechanismus dieser Pharmaka bezeichnet habe. Aber auch für das Verständnis dieser Vorgänge scheinen mir die neuen Vorstellungen von der Ionenkonzentration von großer Wichtigkeit. Denn die gleichen physiko-chemischen Gesetze entscheiden auch darüber, an welchen Zellen und welchen Eiweißbestandteilen die Bindung der Silberionen stattfindet und wie sie sich im Zellchemismus auswirkt.

Wenn ich als Kliniker auf diese theoretischen Fragen mir hinzuweisen erlaubt habe, so bezwecke ich vor allem eines. Experimentell im einzelnen diesen ganzen angeschnittenen Fragenkomplex biologisch auszuwerten, liegt außerhalb des Rahmens und der Möglichkeit klinischer Arbeiten. Ich möchte daher diese Ausführungen als Anregung bringen und hoffen, daß sie durch Berufenere fruchtbringend ausgewertet werden. (Die Originalmitteilungen Wiegners und Pallmanns erscheinen demnächst in Zeitsehr. f. Pflanzenernährung, Düngung u. Bodenkunde; ferner in den Verhandl. der 2. internat. Kommission f. Bodenkunde, Budapest 1929, II. Teil, und in den kolloidchem. Beiheften.)

O. Gros (Leipzig): Vergleichende Untersuchung über die Wirkung von Metall- und anderen Verbindungen auf Darmparasiten.

Die Wirkung einiger Substanzen auf Opalina ranarum wurde am Frosch innerhalb des Körpers geprüft. 48 Stunden nach Darreichung der Substanzen per os wurde der Inhalt der Kloake auf das Vorhandensein toter und lebender Opalinen untersucht. Am stärksten wirkten Arsen- und organische Antimonverbindungen. Lösliche organische Wismutverbindungen waren ebenfalls stark wirksam. Die meisten schwerlöslichen Wismutverbindungen waren wenig oder nicht wirksam mit Ausnahme von Xeroform und Noviform, bei denen wohl die Phenolkomponente von Bedeutung ist. Chinin und Emetin wirkten ziemlich stark.

Die im Reagenzglasversuch wirksamen Konzentrationen sind bei fast allen Substanzen viel kleiner als die der Lösungen, die per os gegeben noch in der Kloake wirksam sind. Dies ist zu erwarten, da die per os gegebene Lösung bei ihrer Passage durch den Magen-Darmkanal durch Resorption usw. eine Konzentrationsverminderung erfährt. Bei einigen organischen fünfwertigen Antimonverbindungen war die Konzentration der im Reagenzglas wirksamen Lösung dagegen beträchtlich größer, als die der Lösung, die per os gegeben in der Kloake noch wirksam ist. Dies könnte erklärt werden durch Umwandlung des fünfwertigen Antimon in dreiwertiges innerhalb des Magen-Darmkanals oder vielleicht auch durch bessere Aufnahme des Giftes durch die Opalinen innerhalb der Kloake analog den Farbstoffversuchen von Hertz unter Höber.

O. Krayer (Berlin): Die akute Kreislaufwirkung der durch Sauerstoff veränderten Neosalvarsanlösung.

Eine frisch bereitete Neosalvarsanlösung hat keine Kreislaufwirkung. Die Veränderung der Lösung durch Stehenlassen an der Luft, durch Schütteln mit

Luft oder durch Durchleiten von Sauerstoff verleiht der Lösung die Fähigkeit nach intravenöser Injektion charakteristische Veränderungen des Kreislaufgeschehens im Tierversuch hervorzurufen. Der gleiche verändernde Einfluß führt bei verschiedenen Präparaten zu verschieden starker Kreislaufwirksamkeit. Bei ein und demselben Präparat nimmt die Wirksamkeit mit der Dauer des verändernden Einflusses zu.

An der ganzen Katze in Äthernarkose ist als geringste Wirkung ein Ansteigen des arteriellen Druckes und des Druckes im rechten Vorhof festzustellen. Stärkere Veränderung der Neosalvarsanlösung ruft eine starke Steigerung des Venendruckes und einen starken Abfall des arteriellen Druckes hervor. Beide Grade der Kreislaufwirkung sind vollständig reversibel. Die stärkste Wirksamkeit äußert sich in steilem Anstieg des Druckes im rechten Vorhof und gleichzeitigem akuten Abfall des arteriellen Druckes bis zur Nullinie, also in Kreislaufstörungen, die in wenigen Minuten zum Tode des Tieres führen. Bei deutlichen Druckänderungen vor und hinter dem Herzen zeigt die Cardiometerkurve eine Dilatation des Herzens an, die synchron dem Anstieg des Venendruckes verläuft. Gelegentlich treten Rhythmusstörungen auf, die plötzlich wieder verschwinden können. Jede wirksame Neosalvarsanlösung erhöht den Druck in der Arteria pulmonalis. Diese Drucksteigerung geht nicht wieder vollständig zurück.

Am Herz-Lungenpräparat des Hundes läßt sich bis in alle Einzelheiten dieselbe Veränderung des Kreislaufes hervorrufen wie an der ganzen Katze. Jede wirksame Lösung führt zu einer Steigerung des Pulmonalisdruckes und zu einer Verminderung des Koronardurchflusses. Beim geringsten Grade der Kreislaufwirksamkeit kommt es durch die Erhöhung des Widerstandes in den Koronargefäßen zu einer Vermehrung der in die arterielle künstliche Strombahn ausgeworfenen Blutmenge. Da der künstliche Widerstand konstant bleibt, kommt es dadurch zu einer Steigerung des arteriellen Druckes. Trotz des Anstieges des Pulmonalisdruckes, steigt der Druck im rechten Vorhof nicht an. Das Herz bleibt suffizient. Die stärker veränderte Lösung führt durch starke Behinderung der Koronarzirkulation zu Ernährungsstörungen des Herzmuskels, die sich in Rhythmusstörungen äußern können. Der rechte Ventrikel vermag das Blut, das ihm zuströmt, nicht gegen den erhöhten Widerstand in der Lungenstrombahn auszuwerfen, der Druck im rechten Vorhof steigt, das Herz dilatiert, das Minutenvolumen nimmt ab und der arterielle Druck sinkt. Es entsteht das Bild der akuten Kreislaufinsuffizienz durch Versagen des Herzens.

Die Vorgänge am Herz-Lungenpräparat erklären die am ganzen Tier. Die Kreislaufveränderungen sind in der Hauptsache zurückzuführen auf die Erhöhung des Widerstandes in den Gefäßgebieten des Herzens und der Lunge. Die Veränderungen in diesen Gebieten werden nur in geringem Maße modifiziert durch Störungen in peripheren Gefäßgebieten. Die anatomischen Veränderungen in den beiden bevorzugten Gefäßgebieten sind lokale Schädigung der Wand der kleinen Gefäße, dadurch wird die Durchlässigkeit erhöht, die zu Änderungen der Blutviskosität führt. Daneben kommt es zu Kontraktionszuständen der Gefäßmuskulatur.

Die diese Kreislaufwirksamkeit verursachende Veränderung in der Neosalvarsanlösung ist vorläufig nicht klargestellt.

Riesser (Breslau): Azetaldehyd aus Eiweiß.

Wenn man Eiweißkörper der verschiedensten Art wie Fibrin, Kasein, Edestin usw. mit verdünnter Natronlauge am absteigenden Kühler kocht, so geht sofort mit den ersten Tropfen des Destillats und weiterhin standenlang neben Ammoniak eine Substanz über, die schon in der Kälte eine sehr starke Jodoformreaktion gibt, ammoniakalische Silberlösung intensiv reduziert und die Azetaldehydprobe nach Rimini mit tiefblauer Farbe liefert. Es gelingt leicht, durch Darstellung des bei 138—140° schmelzenden Aldomedons und durch seine Überführung in das bei 173—175° schmelzende Anhydrid den Azetaldehyd mit Sicherheit zu identifizieren.

Die quantitative Bestimmung der beim Kochen mit 2%iger NaOH aus verschiedenen Eiweißkörpern gebildeten Aldehydmenge ergab: für Fibrin 1,8 bis 1,9%, Kasein 1,2%, Myosin 1,1%, Pepton Witte 1,2%, Vitellin 1,0%, Ovalbumin sowie Edestin 0,9%, Globulin 0,8%, Mucin 0,6%, Kleber 0,6%, Aleuronat 0,5%, Gelatine 0,3%, Chondrin 0,3%, Elastin 0,15%, Keratin Spuren.

Die Konzentration der Natronlauge kann bis zu 10% gesteigert werden ohne Einbuße an Aldehydausbeute. Andererseits kann man schon mit 0,5% $NaHCO_3$ bei 40° im Laufe von 48 Stunden Aldehydbildung aus Fibrin in meßbarer Menge erhalten. Destillieren mit Säuren liefert nie Aldehyd.

Als Quelle der Azetaldehydbildung aus Eiweiß könnte der Kohlenhydratkomplex des Eiweißes angenommen werden. Indessen kann man aus Glukose beim Kochen mit 2%iger Natronlauge keinen Aldehyd, beim Destillieren mit sehr verdünntem Alkali in Bestätigung der Angaben von Fischler im wesentlichen nur Methylglyoxal erhalten. Die Wahrscheinlichkeit, daß der Aldehyd aus dem Kohlenhydratkomplex der Eiweißkörper stamme, wird noch geringer, wenn man berücksichtigt, daß die kohlenhydratreichen Substanzen wie Mucin und Chondrin wenig, die angeblich kohlenhydratfreien wie Kasein und Edestin relativ viel Aldehyd lieferten.

Die Prüfung der Eiweißbausteine, d. h. der Aminosäuren, zeigte, daß keine mit Natronlauge Aldehyd zu liefern vermag. Im Hinblick auf die neuesten Untersuchungen von Bergmann, der zwar nicht aus Serin selbst, wohl aber aus seinem Hydantoin durch Alkali Brenztraubensäure erhielt, könnte man daran denken, daß auch im Eiweiß die Art der Bindung der Aminosäuren, insbesondere der Oxyaminosäuren, vielleicht eine Bildung von Brenztraubensäure und weiterhin von Azetaldehyd ermöglicht.

Durch Zusatz von Pankreasferment kann man die durch verdünnte Bikarbonatlösung aus Fibrin bei 40° gebildete Aldehydmenge um das Mehrfache steigern. Die Frage, ob es sich um eine eigentliche fermentative Verstärkung der Aldehydabspaltung handelt, kann indessen noch nicht bestimmt beantwortet werden.

Die große Leichtigkeit, mit der sich Azetaldehyd aus Eiweiß bei alkalischer Reaktion abspaltet, legt die Vermutung nahe, daß auch im Organismus Azetaldehyd aus dieser Quelle gebildet werden kann.

Freund (Münster): Die tonischen Eigenschaften fötaler Muskeln[1]).

Die Untersuchungen, die ich zusammen mit Herrn cand. med. Rückert ausgeführt habe, knüpfen an die Befunde Sommerkamps an, die er bei unserer

---

1) Die ausführliche Veröffentlichung der Versuche erfolgt demnächst mit den Abbildungen durch Herrn Rückert im Archiv f. exp. Pathol. u. Pharmakol.

Würzburger Tagung vorgetragen hat. Er hat an Froschmuskeln den Nachweis erbracht, daß durch Azetylcholin und durch Nikotin nur an ganz bestimmten Muskeln, ja sogar nur an bestimmten Fasergruppen eine Dauerverkürzung hervorgerufen werden kann, an anderen nicht. Histologisch unterscheiden sich diese zur tonischen Reaktion befähigten Muskelfasern am Frosch nicht von den anderen, wohl aber haben sie gewisse elastische Eigenschaften, die ihre tonische Natur erkennen lassen (Abb. 1 und 2).

Wir müssen daraus schließen, daß das Substrat der Dauerverkürzung oder besser die Tonusfunktion nur in bestimmten Muskelfasern vorgebildet ist. Die nächste Frage mußte der Verbreitung dieser Tonusfunktion in der Tierreihe gelten. Riesser hat erfreulicherweise die Lücke zwischen dem Schließmuskel der Muschel und den von Sommerkamp beschriebenen Froschmuskeln ausgefüllt und solche Tonusmuskeln bei den niederen Tieren bis herauf zu den Fischen gefunden. Wir haben die phylogenetische Verbreitung der Tonusmuskeln vom Frosch aufwärts nach den Säugetieren hin verfolgt. Einige Stichproben zeigten uns, daß unter den Reptilien bei Schildkröten und Salamandern sich Muskeln finden, die den Sommerkampschen Tonusfasern ähnlich sind. Es stellte sich dabei heraus, daß die Verkürzung durch Azetylcholin und Nikotin einen guten Indikator dafür abgibt. Diese vergleichend physiologischen Untersuchungen werden durch Herrn Rückert fortgesetzt werden.

Von der nächst höheren Wirbeltierklasse, den Vögeln, hat bereits Langley gezeigt, daß an der Beinmuskulatur des Huhnes die Nikotinverkürzung eintritt. Am Säugetier dagegen haben bisher alle Untersucher keine Verkürzung durch Acetylcholin und Nikotin beobachten können, solange die motorische Innervation intakt war. Erst nach der Degeneration des Nerven ist sie auslösbar. Die Fähigkeit des Muskels auf diese beiden Gifte mit Dauerverkürzung zu reagieren, tritt also als pharmakologische Entartungsreaktion neben die klinische.

Wenn also die Tonusfunktion sich phylogenetisch bis zu den Reptilien und Vögeln nachweisen ließ, lag der Gedanke nahe sie beim Säugetier von der ontogenetischen Seite her zu untersuchen. Unsere Versuchstiere waren zunächst lebende Föten von Meerschweinchen und Kaninchen kurz vor dem zu erwartenden Wurf, bei spontaner Atmung. Es zeigte sich bald, daß diese Methode zwar beim Meerschweinchen notwendig war, weil diese Tiere bei der Geburt sehr reif sind, bekanntlich schon am ersten Tage fressen und ihre Muskeln schon am ersten Tage sich anders verhalten als in fötalem Zustande. Die neugeborenen Kaninchen hingegen behalten die fötalen Eigenschaften noch ungefähr so lange bei, wie ihre Augen geschlossen sind. Bekanntlich geht das Öffnen der Lidspalte mit der Markscheidenentwicklung der Sehnerven parallel. Die Tiere wurden in leichter Äthernarkose bei spontaner Atmung untersucht, die Bewegung der einzelnen Muskelgruppen wurde durch Häkchenschreibung registriert, nachdem die Ansätze der antagonistischen Muskeln durchschnitten waren. Die Lösungen von Azetylcholin und Nikotin wurden auf die freigelegten Muskeln aufgetropft. Es zeigte sich, daß im fötalen Zustande die quergestreifte Säugetiermuskulatur auf Nikotin und Azetylcholin eine Dauerverkürzung bekommt, die in gewohnter Weise durch Novokain und Atropin verhindert werden kann, und daß diese Fähigkeit zur Dauerverkürzung mit der Entwicklung des Tieres schwindet. Ich zeige Ihnen die Kurven, die an einem Wurf von 15 Kaninchen an einer Reihe von Muskelgruppen im Laufe der ersten 14 Lebenstage gewonnen wurden (Abb. 3, 4, 5 und 6). Sie sehen, daß der Bizeps schon im fötalen Zustande keine Verkürzung zeigt, also sich verhält wie der Muskel eines erwachsenen Tieres, daß der Quadrizeps nach 3 Tagen negativ wird, während der Pektoralis und die Adduktorengruppe etwa gleichzeitig mit dem Aufgehen der Augen die Nikotinreaktion verlieren. Am längsten hält sie sich bei der Bauchmuskulatur.

Der Säugetiermuskel hat also in seiner Anlage die Fähigkeit zur Nikotinverkürzung und verliert sie durch die Veränderungen, die mit der Entwicklung der motorischen Innervation in ihm vorgehen. Wie steht es nun mit der elektrischen Erregbarkeit? Ich hatte zuerst mit der üblichen Reizelektrode die fötalen Muskeln direkt in situ faradisch gereizt, um die Fehlerquellen durch Abkühlung, Sauerstoffmangel usw. auszuschalten. Dabei fiel eine durchaus abnorme nach der tonischen Seite veränderte Zuckung auf, die mit der klinischen Entartungsreaktion große Ähnlichkeit hat. Inzwischen waren aus dem Monakowschen Institut die Untersuchungen Minkowskis an menschlichen Föten erschienen, welcher eine für die fötalen Muskeln charakteristische höchst eigenartige Wirkung des galvanischen Stroms beschrieb, eine Dauerverkürzung, die er als »myotetanische« Reaktion der fötalen Muskeln bezeichnet. Wir sind deshalb zur galvanischen Reizung übergegangen und haben dabei die Stromzuleitung so vorgenommen, daß wir bei Föten oder neugeborenen Kaninchen die zuführenden Drähte in die Fußballen einstachen, so daß die Stromrichtung etwa parallel der Faserrichtung des zu untersuchenden Muskels lief.

Die Befunde waren die folgenden: Entsprechend seiner negativen Nikotinreaktion zeigte der Bizeps nur bei Schließung und Öffnung eine einfache normale Zuckung mit vollständiger Erschlaffung (Abb. 7). Diejenigen Muskeln, welche auf die Gifte mit Verkürzung reagieren, verhielten sich ganz anders: auf die Schließung des Stromes erfolgte zunächst eine Zuckung mit rascher Erschlaffung, die aber nicht ganz vollständig war und an die sich eine langsam ansteigende Dauerverkürzung anschloß, die nach Öffnung des Stromes erst rasch abfiel, aber meist langsam in vollständige Erschlaffung überging (Abb. 8). Das Bild gleicht einer Veratrinzuckung. In anderen Fällen könnte aber auch diese Schließungszuckung ganz fehlen und der konstante Strom ließ eine allmähliche langsame Dauerverkürzung entstehen (Abb. 9). Offenbar ist dies die gleiche Reaktion, die Minkowski bei menschlichen Föten beschrieben hat. Er faßt sie als Tetanus infolge der Stromschwankungen des galvanischen Stromes auf. Dagegen ist anzuführen, daß nach seinen Untersuchungen gerade der Bizeps am leichtesten erregbar ist, aber auf diese Stromschwankungen nicht mit Tetanus reagiert. Selbstverständlich muß erst die Untersuchung des Elektromyogramms Klarheit schaffen, ich glaube aber, daß es sich hier nicht um eine tetanische Verkürzung handelt.

Nach diesen Befunden dürfen wir schließen, daß im Säugetiermuskel und im Muskel des Menschen eine tonische Funktionsfähigkeit vorgebildet ist, die möglicherweise an bestimmte Eigenarten des Stoffwechsels geknüpft ist und die unter dem Einflusse der motorischen Innervation zurückgedrängt wird. Sowohl vor Entwicklung der motorischen Nerven als auch nach ihrer Degeneration tritt sie in Erscheinung.

Auf die Bedeutung dieser Befunde für das Verständnis klinischer Symptome kann ich hier nur hinweisen. Ich glaube wir werden dazu kommen müssen neben den vom Zentralnervensystem ausgelösten tonischen Symptomen (Reflextonus oder striären Tonus), einen muskulärbedingten Tonus anzunehmen, zu dem z. B. möglicherweise die Thomsonsche Krankheit (namentlich in ihrer atrophischen Form) gehört. Auch das Verständnis der Entartungsreaktion scheint mir durch diese Befunde gefördert.

E. A. Müller (Dortmund): Die Leistungsgrenzen des Herzens im Herz-Lungenpräparat.

Durch eine Erweiterung der Koronargefäße werden dem Herzen Sauerstoff und Nährstoffe in vermehrtem Umfang zugeführt, Kohlensäure und Stoffwechselendprodukte dagegen beschleunigt beseitigt. Wir haben am Herz-Lungenpräparat untersucht, ob eine Änderung der Koronardurchblutung und ob insbesondere eine vergrößerte prozentuale Sauerstoffausnutzung und eine vermehrte Kohlensäureanhäufung im venösen Blut bei konstantem Blutdruck und Minutenvolumen die Herzkontraktion beeinflußt. Wir untersuchten mit Hilfe der van Slykeschen Apparatur und der Morawitzschen Kanüle den Sauerstoffverbrauch (und die Kohlensäureausscheidung), dessen Änderung ja nach Starling und Visscher bei konstantem Blutdruck und Minutenvolumen eine Änderung der Herzkraft und des Wirkungsgrades bedeutet. Tabelle 1 gibt zwei Experimente dieser Art (s. S. 89).

Das Experiment vom 13. II. 1929 ist mit 5% CO_2 beatmet. Wir finden eine spontane Erweiterung der Kranzgefäße, die ein Sinken der Sauerstoffausnutzung von 79% auf 46% zur Folge hat, ohne daß der Sauerstoffverbrauch nennenswert beeinflußt wird. Im Experiment vom 25. VI. 1929 sind Sauerstoffausnutzung und Koronardurchblutung im ersten und zweiten Falle wenig verschieden; infolge von Beatmung mit 5% CO_2 im ersten, Außenluft im zweiten Falle sind im zweiten Falle 10 Vol.% CO_2 weniger im venösen Blut vorhanden. Der O_2-Verbrauch wird auch dadurch nicht beeinflußt. Die Oxydationen im Herzen hängen also offensichtlich von der Größe der prozentualen Sauerstoffausnutzung nicht ab und werden auch von der venösen CO_2-Spannung in den bei den beiden Experimenten erreichten Grenzen nicht beeinflußt. In der Tat haben wir bei schwerster Arbeit des Herzens Werte bis herab zu 0,4 Vol.% Sauerstoff im venösen Koronarblut gefunden. In allen Fällen, in denen wir bis an die Grenze der vom Herzen noch tragbaren Arbeit gingen, fanden wir jedoch eine meßbare Menge Sauerstoff im Koronarblut. Tabelle 2 zeigt drei derartige Versuche (s. S. 89).

Ein Blick auf die Tabelle 2 zeigt, daß die maximale Arbeit, die mit jedem der drei Herzen zu erzielen war, sehr verschieden war und offenbar nicht von der venösen CO_2-Spannung abhängt. Der einzige Faktor, der in jedem Falle der Herzarbeit eine Grenze setzte, war die nahezu vollkommene Ausnutzung des Sauerstoffes im Koronarblut. Da in den ersten beiden Experimenten die arterielle Sauerstoffsättigung und die Koronardurchblutung nur ein Drittel so groß war wie im letzten Experiment, war bei viel niedrigeren Arbeitswerten eine weitere Leistungssteigerung des Herzens unmöglich. Wir nehmen daher an, daß der Herzmuskel im Gegensatz zum Skelettmuskel anoxybiotische Arbeit

Tabelle 1.

Experiment vom	Zeit	Minuten-Volumen in $\frac{ccm}{min.}$	Blutdruck in $\frac{mm}{H_2O}$	Pulse	Coronardurchblutung in $\frac{ccm}{min.}$	$\%\,O_2$ arteriell	$\%\,O_2$ venös	O_2-Ausnutzung in $\%$	$\%\,CO_2$ venös	O_2-Verbrauch in $\frac{ccm}{min.}$	CO_2-Verbrauch in $\frac{ccm}{min.}$
13. II. 1929	13 h 54′	570	1000	136	20,6	17,5	3,7	79	46,0	2,86	2,47
	14 h 20′			132	37,4	17,9	9,7	46	40,5	3,07	2,40
25. VI. 1929	13 h 25′	375	1400	108	23,7	12,4	2,2	82	56,8	2,41	2,16
	13 h 50′			110	28,3	13,3	4,3	68	46,9	2,56	2,41

Tabelle 2.

Experiment vom	Blutdruck in $\frac{mm}{H_2O}$	Minuten-Volumen in $\frac{ccm}{min.}$	Pulse	Coronardurchblutung in $\frac{ccm}{min.}$	$\%\,O_2$ arteriell	$\%\,O_2$ venös	O_2-Ausnutzung in $\%$	$\%\,CO_2$ venös	Beatmung
25. VI. 1929	1400	375	112	25,0	13,0	1,1	92	56,0	10% CO_2
28. VI. 1929	1500	750	162	22,0	13,0	1,2	91	35,5	Außenluft
1. VII. 1929	2000	1350	138	65,0	15,4	0,45	97	43,5	

(Die Herzgewichte lagen zwischen 145 und 168 g.)

nicht leisten kann. Das Herz hat nicht die Möglichkeit, Leistungsspitzen auf Kosten von Sauerstoffschulden zu bewältigen.

Wir haben versucht, diesen Befund noch von einer anderen Seite aus zu bestätigen. Bekanntlich verläuft der Skelettmuskelstoffwechsel über die anaerobe Bildung von Milchsäure und deren oxydative Resynthese. Bei ungenügender Sauerstoffzufuhr erfolgt nur die Bildung von Milchsäure, die sich dann im Muskel bis zu 0,25% anhäufen kann, ohne dessen Funktion zu beeinflussen. Gleichzeitig diffundiert Milchsäure ins Blut, wo sie bei schwerer körperlicher Arbeit nachzuweisen ist.

Würde in Analogie dazu im Herzen die Leistung erschöpfender Arbeit auf Kosten anaerober Milchsäureakkumulation möglich sein, so müßte auch in diesem Falle die Milchsäurekonzentration im Blute steigen. Wir konnten jedoch in fünf Experimenten nach 15—25 Minuten schwerer Herzarbeit keine erhöhten Milchsäurewerte im venösen Blut nachweisen. Auch 30—60 Minuten nach Übergang zu leichter Arbeit fand sich keine Abnahme der Milchsäurewerte.

Tabelle 3.

Datum 1929	Nach 15—25 Minuten schwerer Arbeit		30—60 Minuten nach Übergang zu leichter Arbeit	Beatmung mit
	Milchsäure venös in %	Milchsäure arteriell in %	Milchsäure venös in %	
19. VI.	0,021	—	0,016	5% CO_2
27. VI.	0,012	0,020	0,012	5% CO_2
28. VI.	0,037	0,039	0,039	Außenluft
1. VII.	0,017	0,013	0,014	»
4. VII.	0,013	—	0,012	5% CO_2

Die mit der Methode von Mendel-Goldscheider gemachten Milchsäurebestimmungen können wir als mit einer Fehlerquelle von $\pm$ 0,003 behaftet ansehen, so daß die obigen Schwankungen in die Fehlergrenzen fallen. Die höheren Werte am 28. VI. 1929 erklären sich durch die Pufferung der infolge von Außenluftbeatmung eingetretenen Alkalämie mit Milchsäure, wie Anrep und Cannan gezeigt haben. In keinem Falle erreichten die Werte das Milchsäuremaximum des Skelettmuskels. Sie kamen auch nicht dem von Long und Katz am herausgeschnittenen und bis zur Erschöpfung gereizten Säugetierherzen gefundenen Milchsäuremaximum von 0,76% nahe. Wir glauben daher, daß es für das Säugetierherz kein »oxygen debt« gibt, eine Tatsache, die für das Froschherz kürzlich von Clark und White nachgewiesen werden konnte.

Zwei Faktoren bestimmen die Leistungsgrenze und damit das Versagen des Herzens:

1. das diastolische Herzvolumen (Starling),
2. die prozentuale Sauerstoffausnutzung (unsere Versuche).

Der erste Faktor wird bekanntlich durch die äußeren Größen: Blutdruck, Minutenvolumen und Pulszahl einerseits, die innere Größe der Herzkraft andererseits bestimmt. Erreicht das diastolische Volumen die anatomischen Grenzen, so ist eine weitere Leistungssteigerung nicht mehr möglich (Dilatationsreserve $= 0$).

Der zweite Faktor hängt vom Sauerstoffverbrauch einerseits, der Koronardurchblutung andererseits ab. (Die Bedeutung der arteriellen Sauerstoffspannung wollen wir hier nicht in Betracht ziehen.) Erreicht die Sauerstoffausnutzung 100%, so ist das Herz an der Grenze seiner Leistungsfähigkeit angelangt (Sauerstoffreserve = 0).

Jeder der beiden Faktoren kann für sich allein für ein Versagen des Kreislaufes verantwortlich sein. Da einer Zunahme des diastolischen Herzvolumens ein Anstieg des Sauerstoffverbrauches parallel geht, hat eine Verschlechterung der Dilatationsreserve auch eine Verkleinerung der Sauerstoffreserve zur Folge. Eine Herzdilatation kann also zu einem Versagen des Herzens auf Grund eines Versagens der Sauerstoffversorgung führen. Die Herztherapie muß diese Verhältnisse berücksichtigen. Sie muß in jedem Falle von Herzinsuffizienz sowohl auf die Herzkraft als auch auf die Koronardurchblutung zu wirken suchen. Dabei ist einem Mittel der Vorzug zu geben, daß keine Pulsbeschleunigung zur Folge hat, da nach Starling und Visscher der Sauerstoffverbrauch bei Pulsbeschleunigung rascher steigt, als dem resultierenden diastolischen Herzvolumen entspricht.

W. Heubner (Düsseldorf): Weitere Beobachtungen über verzögerte Stoffwechselwirkung bei Chinolinderivaten.

Im Anschluß an früher mitgeteilte Versuche von Grabbe über die Wirkung des Oxychinolins auf die Ausscheidung des Harnstickstoffes bei Hunden im Stoffwechselgleichgewicht oder Hunger wurden chemische Verwandte dieser Substanz mit der gleichen Methode untersucht und zwar: o-Oxychinolinkarbonsäure, Oxychinolinsulfosäure, Oxychininiummethylchlorid, Jod-oxychinolinsulfosäure (Yatren), endlich zum Vergleich Guajakolsulfosäure. Die Ergebnisse waren nicht immer übereinstimmend, lauten aber im ganzen doch dahin, daß alle die genannten Substanzen mehr oder weniger auf den Umsatz stickstoffhaltigen Materials im Organismus einzuwirken vermögen. Die drei erstgenannten jodfreien Derivate des Oxychinolins (zwei saure und eine basische) bewirkten am gefütterten Tier wie Oxychinolin selbst eine Vermehrung des Harnstickstoffes, die meist erst am zweiten oder selbst dritten Tage nach der Giftzufuhr auftrat; am Hungertier wurden nur die Karbonsäure und das Chininiumsalz geprüft: sie führten bemerkenswerterweise übereinstimmend eine mehrtägige Verminderung des Harnstickstoffs herbei. Die wirksame Substanz des Yatrens wurde in 14 Stoffwechselversuchen, meist unter gleichzeitiger Verfolgung der Jodausscheidung, studiert. In sechs Versuchen wurde sie gefütterten Tieren innerlich zugeführt: dabei hatte sie einmal — bei der kleinsten Dosis — keinen Effekt, viermal einen zweifelhaften und nur einmal einen unverkennbaren Effekt auf die Stickstoffausscheidung. Die Substanz selbst, gemessen am Jod, wurde nur sehr protrahiert und in erheblichem Ausmaß auch mit dem Kot ausgeschieden. In vier Versuchen mit intravenöser Applikation war stets am zweiten oder dritten Tage nach der Injektion ein Anstieg des Harnstickstoffs festzustellen; auch bei diesem Applikationsweg war die Ausscheidung durch den Darm recht beträchtlich und zwar wachsend mit steigender Dosis; Jod-oxychinolinsulfosäure wird also aus der Blutbahn ins Darmlumen ausgeschieden, was vor allem im Hinblick auf die bekannten Heilwirkungen des Yatrens bei tropischen Darmkrankheiten interessant ist. In zwei Fütterungs- und vier Injektionsversuchen wurden während einer halben bis ganzen Woche 82—93% (im Mittel 86,5%) des zugeführten Jodes in den Ausscheidungen wiedergefunden. Demgegenüber war an hungernden Tieren die Ausscheidung des Jodes stark protrahiert: erst nach 3—4 Wochen sank der Jodgehalt des Harns auf sehr niedrige Werte, um bei Fütterung wieder deutlich anzusteigen — bei einem der Tiere sogar so stark, daß zwei Drittel der aufgenommenen Jodmenge erst mit der erneuten Fütterung nach einer vorhergehenden 3½ wöchigen Hungerperiode im Harn erschien. Eine Einwirkung auf den Abbau stickstoffhaltigen Materials war in den Hungerversuchen stets nachweisbar; sie äußerte sich in wechselndem Auf und Ab der Tageswerte, bei höherer Dosis auch in verfrühtem »prämortalen« Stickstoffanstieg.

Zwei Versuche mit Guajakolsulfosäure (als Kaliumsalz) gaben ein ungewisses Resultat; doch ist eine Wirkung auf den Stoffwechsel auch bei dieser Substanz einstweilen noch nicht völlig auszuschließen.

E. Gemeinsame Tagung mit der Deutschen Gesellschaft für Lichtforschung am Nachmittag des 25. September 1929.

P. György (Heidelberg): Licht und Rachitis. (Referat.)

Die Kenntnis der Beziehungen zwischen Rachitis und Licht — ein Gegenstand, über den ich bereits vor 2 Jahren auf unserer Hamburger Eröffnungstagung zu berichten den Vorzug hatte — ist heute Allgemeingut der Medizin, ja, man kann sogar sagen, der Laienwelt geworden. Insbesondere glaubt die heute noch fast allgemein herrschende Meinung mit der Entdeckung des bestrahlten Ergosterins das Rätsel der direkten und indirekten antirachitischen Strahlenwirkung als gelöst ansehen zu dürfen. Man übersieht dabei die großen Lücken, die heute trotz der unbestreitbar erzielten Fortschritte noch klaffen. So gelang es noch nicht 1. den Rachitisschutzstoff aus dem bestrahlten Ergosterin zu. isolieren und chemisch zu definieren, und 2. was uns besonders wichtig dünkt, die Strahlenwirkung bei der Aktivierung des Ergosterins durch »rein chemische« Einflüsse zu ersetzen und somit das photochemische Phänomen in ein gewöhnliches chemisches zu verwandeln. Bis zur künstlichen Herstellung eines ohne Strahleneinfluß aktivierten Ergosterinpräparates oder bis zur Erbringung des strikten Nachweises, daß in Naturprodukten der Rachitisschutzstoff autochthon, d. h. ohne auch nur indirekte Strahlenwirkung entsteht, könnte man den Rachitisschutzstoff letzten Endes auch noch als substanziierte Strahlen auffassen. In dieser Hinsicht bleibt dann das bestrahlte Ergosterin in seiner physiologischen und pathologischen Wirkung ein Problem der Lichtforschung sensu strictiori.

Angesichts der zahlreichen, auch in den Einzelheiten fast völlig übereinstimmenden Urteile aus aller Herren Ländern darf heute die prophylaktische und therapeutische Heilwirkung des bestrahlten Ergosterins bei der Rachitis, Osteomalacie und verwandten Zuständen als völlig gesichert gelten. Nichtsdestoweniger scheint sich in der letzten Zeit auch bei dem bestrahlten Ergosterin der übliche, aus der Geschichte der Heilkunde gut bekannte wellenförmige Entwicklungsgang eines neueingeführten, mit großen Erwartungen umgebenen Mittels zu wiederholen. Nach dem ersten Wellenberg, nach der ersten uneingeschränkten Begeisterung stellt sich zur Zeit die absteigende Linie, das Wellental, ein. Die hohe in der Größenordnung der verwandten Dosen an Hormone erinnernde Wirksamkeit des bestrahlten Ergosterins wird auch heute nicht in Abrede gestellt. Die Kritik richtet sich vielmehr gegen die drohende Gefahr von Schädigungen, der nach Zufuhr von bestrahltem

Ergosterin auf Grund experimenteller Untersuchungen der tierische und nach
vereinzelten Beobachtungen auch der kindliche Organismus ausgesetzt sein
soll. Hiermit berühren wir die klinisch-praktische, sehr wichtige, heute im
Mittelpunkt des Interesses stehende Frage der Hypervitaminose, und — allgemein ausgedrückt — das Dosierungsproblem beim bestrahlten Ergosterin
sowie bei den übrigen antirachitischen Mitteln und Verfahren.

Als erster berichtete hier im Münsterer Medizinischen Verein im Juli
1927 Pfannenstiel über Gewichtsabnahme, schwere, allmählich zum Tode
führende kachektische Erscheinungen bei halbwüchsigen, mit bestrahltem
Ergosterin behandelten Kaninchen. Diese ersten Beobachtungen Pfannen-
stiels haben kurz danach Kreitmair-Moll sowie Kreitmair-Hintzelmann nicht nur bestätigt, sondern in einem wichtigen Punkte ergänzt. So
konnte gezeigt und seither von zahlreichen Autoren — wir nennen nur die
Namen Wenzel, Selye, Schmidtmann, Hückel-Wenzel, Harris-
Moore, Fischl-Epstein — reproduziert werden, daß aktiviertes Ergosterin
in für die verschiedenen Tiere jeweils charakteristischen Minimaldosen außer
einer Allgemeinschädigung, außer fortschreitender tödlicher Kachexie zu mehr
oder minder starken sklerotischen Organveränderungen, d. h. zu Kalk-
ablagerungen in den verschiedenen Organen, so in den Arterien, Nieren, in
der Leber-Magenschleimhaut — zum Teil in Analogie zum bekannten Vorgang der Kalkmetastase Virchows — führen kann. Am empfindlichsten
erwies sich die Katze, aber auch die weiße Maus und die weiße Ratte sowie
Kaninchen, Hund reagierten schon auf relativ geringe Gaben von bestrahltem
Ergosterin mit toxischen Erscheinungen. Beim Huhn konnte keine Reaktion
gesehen werden, ebensowenig beim Kaltblüter (Axolotl). Von besonderem
Interesse erwies sich auch das Verhalten des Knochensystems nach langdauernder Behandlung mit hohen Gaben von bestrahltem Ergosterin. Hier
konnte gar nicht selten eine echte Erweichung der Knochen, besonders
der Rippen, wohl als Ausdruck der metastatischen Verlagerung des Kalkes
von den Knochen in die anderen Organe beobachtet werden. Geringe Dosen
von bestrahltem Ergosterin führen demnach bei Rachitis zu
Kalkeinlagerung in die Knochen, höhere Dosen bei Normalen zu
Kalkmobilisierung aus dem Skelett. Es wäre zu banal, und in Ihrem
Kreise wohl auch zu gefährlich, in diesem Zusammenhang an das homöo-
pathische Grundgesetz zu erinnern, zumal wir für das bezeichnete Verhalten
des Organismus auch exaktere Erklärungen werden geben können.

Die toxische Wirkung hoher Gaben bestrahlten Ergosterins haben bereits
Pfannenstiel sowie Kreitmair-Moll, Kreitmair-Hintzelmann und
im Anschluß an sie auch die überwiegende Mehrzahl der späteren Bearbeiter
des Fragekomplexes als eine spezifische Überdosierungserscheinung, als eine
Hypervitaminose, und von unserem Standpunkte aus als Hyperaktinose aufgefaßt. Die Pharmakologie des Lichtes würde somit ein toxikologisches Unter-
kapitel besonderer Art erhalten.

Eine klinisch praktische Bedeutung hat die Frage der Überdosierung
mit bestrahltem Ergosterin erst mit den Beobachtungen von Degkwitz und
seinen Mitarbeitern gewonnen, die als erste und sogar unabhängig von den
tierexperimentellen Befunden die Aufmerksamkeit auf die Möglichkeit von
spezifischen Schädigungen nach Zufuhr von bestrahltem Ergosterin auch beim

kindlichen Organismus hingelenkt haben. Hyaline, granulierte Zylinder, in-konstantes Eiweiß, Leukocyten im Urin, eine mittels Funktionsprüfung nach-weisbare komplexe Schädigung des vasculär-glomerulären Anteils sowie der Tubuli, weiterhin Erbrechen, Appetitlosigkeit, Gewichtsabnahme, zunehmende Blässe, als — nach ihrer Ansicht — durch die Nierenstörung verursachte allgemeine Symptome zeichneten das von Degkwitz und seinen Mitarbeitern beobachtete Krankheitsbild der Vigantolschädigung aus. Im Gegensatz zu Pfannenstiel, Kreitmair-Moll hatte jedoch Degkwitz diesen Sym-ptomenkomplex nicht auf eine spezifische Hypervitaminose, sondern auf eine unspezifische Vergiftung mit während der Bestrahlung entstandenen, vom Rachitisschutzstoff unabhängigen Produkten bezogen, und mit dieser An-sicht eine zweite Erklärungsmöglichkeit, die — bei ihrer Stichhaltigkeit — für das Thema Rachitis—Licht ein nur geringes Interesse besitzen würde, für die Überdosierungserscheinungen nach Zufuhr von bestrahltem Ergosterin gegeben.

Die tatsächlichen Befunde von Degkwitz und seinen Mitarbeitern konnten von Hess, Adam, Langstein, sowie auch in eigenen Untersuchungen bestätigt werden, mit dem Unterschied, daß nach eigenen Erfahrungen die Schädigungen durch bestrahltes Ergosterin weniger das Bild einer Nieren-störung als das einer allgemeinen Vergiftung, mit Appetitlosigkeit, Blässe, Gewichtsstillstand, sogar Gewichtsabnahme, als den wichtigsten Prodromal-erscheinungen geboten haben. Andererseits ließen sich aber für die von Degk-witz postulierte Gegenwart unspezifischer, infolge fehlerhafter Bestrahlungs-technik entstandener toxischer Begleitstoffe weder in den erwähnten, noch späteren Untersuchungen sichere Anhaltspunkte gewinnen. Nachdem dann Hess-Lewis, Lasch, auch ich bei Kindern und Erwachsenen, später Klein, Smith, Harris-Stewart, Haffner u. a. bei Tieren nach Überdosierung mit bestrahltem Ergosterin eine Störung der Blut-Ca- und gelegentlich der Phosphatverteilung im besonderen eine Hypercalcämie oder — seltener — eine Hyperphosphatämie, d. h. das Negativ der für die Rachitis eigentümlichen Verhältnisse nachweisen konnten, mußte es jedem unvoreingenommenen Be-obachter als unwahrscheinlich erscheinen, daß bei einer solchen spezifischen Störung des Kalk- und Phosphatstoffwechsels unspezifisch toxische Zer-setzungsprodukte des Ergosterins im Spiele sein sollten. Die wichtigste, wenn auch immer noch indirekte Stütze für die Richtigkeit der Anschauung, daß die Schädigungen mit bestrahltem Ergosterin in erster Linie, wenn nicht aus-schließlich Überdosierungen darstellen, erblicken wir in dem Parallelismus zwischen schädigender Wirkung eines bestrahlten Ergosterinpräparates einer-seits und seiner biologischen Wirkung andererseits. Dies wurde etwa gleich-zeitig und unabhängig voneinander von Heubner, Scheunert bei Ratten und von mir sowohl bei Tieren, wie bei Kindern, am Beispiel des Vigantols, Radiostols, Präformins, Vigantolöls und der Vigantoldragées einwandfrei nach-gewiesen. Der Rachitisschutzstoff, und somit letzten Endes das Licht in dieser substanziierten Gestalt, vermag demnach bei hohen Dosen eine toxische Wirkung zu entfalten und auf diese Weise das Krankheitsbild einer spezifi-schen Hypervitaminose zu erzeugen. Dies trifft nicht allein für die bestrahlten Ergosterinpräparate, sondern auch für sämtliche spezifisch-antirachitische Mittel und Verfahren, unter anderen auch für die direkte Bestrahlung, zu.

In Anbetracht all dieser Befunde kann an der realen Existenz der Hypervitaminose nicht mehr gezweifelt werden, während für die Annahme unspezifisch-toxischer vom Rachitisschutzstoff unabhängiger Begleitstoffe der bündige Beweis immer noch fehlt. Auch den vor kurzem von Simonnet-Tanret und Hottinger erhobenen Befund, daß überbestrahlte und antirachitisch bereits inaktive Ergosterinpräparate immer noch toxisch, wenn auch nicht sklerosierend so unspezifisch kachektesierend wirken, konnten Harris-Moore in ausgedehnten Versuchsreihen nicht bestätigen.

Das klinische Bild der Überdosierung mit bestrahltem Ergosterin entspricht fast völlig dem analogen Zustand nach hohen Gaben von Epithelkörperchenhormon. Auch in stoffwechselchemischer Hinsicht, besonders bezüglich der Hypercalcämie, der Kalkmetastasen, der verschlechterten Kalkund Phosphatbilanz, ist die Übereinstimmung eine auffallend gute. Es ist sogar durchaus möglich, daß das bestrahlte Ergosterin nur oder vornehmlich auf dem Umwege über die Epithelkörperchen seine Wirkung im intermediären Stoffwechsel entfaltet. In diesem Zusammenhang ist es von Interesse, daß nach Epithelkörperchenexstirpation der gesenkte Serumkalkspiegel auch durch größte Gaben von bestrahltem Ergosterin nicht auf die normale Höhe gebracht werden kann.

Wie dem aber auch sei, bei dieser Betrachtungsweise steht die sklerosierende Wirkung hoher Dosen von Rachitisschutzstoff, und letzten Endes vom Licht selbst, ebenso die von Kroetz, Hottinger bei Überdosierung nachgewiesene verschlechterte Ca- und P-Bilanz und die von uns in diesem Stadium gefundene Verarmung des Skeletts an Asche mit der Hypercalcämie und der Hyperphosphatämie, oder richtiger gesagt — da die Hypercalcämie und Hyperphosphatämie zu Beginn oft auch kompensiert, d. h. latent sein können —, mit der zusätzlichen Belastung des Kalk- und Phosphatstoffwechsels in direktem Zusammenhang. Demgegenüber bewirkt der Rachitisschutzstoff, so das bestrahlte Ergosterin, und auch hier wiederum das Licht bei rachitischtetanischen Erkrankungen zunächst eine Normalisierung der Ca- und P-Stoffwechselstörung und ermöglicht auf diese Weise, bei äquilibrierter Blut-Caund P-Verteilung eine normale Verkalkung der Knochen mit verstärkter Einlagerung der Knochensalze ins Skelett und mit gebesserter Ca- und P-Bilanz. Zwischen der therapeutischen und der toxischen Wirkung bestehen demnach stoffwechselchemisch nicht nur quantitative, sondern auch qualitative Unterschiede. Der sklerosierende und der antirachitische Effekt des Lichtes, des Rachitisschutzstoffes sind grundsätzlich voneinander zu trennen. Es ist dementsprechend abwegig, wenn von mancher Seite (Reyher, Fischl, Selye u. a.) die Heilwirkung des Lichtes auf die Rachitis bereits als eine Vergiftung gedeutet und mit den Sklerosen auf gleiche Stufe gesetzt wird. Ebenso wäre es verfehlt, nur dem bestrahlten Ergosterin eine besondere toxische Fähigkeit einräumen zu wollen, weiß man doch aus unseren obigen Erörterungen, daß hier ausschließlich die Frage der Dosierung den entscheidenden Faktor darstellt. Auch in rein klinischer Beziehung vermögen wir zwischen bestrahltem Ergosterin, direkter Bestrahlung, Lebertran und den übrigen spezifischantirachitischen Verfahren keine Unterschiede festzustellen: Das bestrahlte Ergosterin in zweckentsprechender Dosierung heilt die rachitisch-tetanische Stoffwechselstörung nicht weniger vollständig als die übrigen Mittel und Verfahren.

Die Möglichkeit der Hypervitaminose macht uns jedoch zur Pflicht, bei der therapeutischen Verwendung des Rachitisschutzstoffes, oder allgemein gesagt, bei jeder Form der spezifischen Rachitisbehandlung die Frage der Dosierung nicht außer acht zu lassen. Für die direkte Bestrahlung und für eine Reihe weiterer antirachitischer Mittel (z. B. bestrahlte Milch, bestrahltes oder unbestrahltes Eigelb) braucht nach den bisher vorliegenden Erfahrungen bei der allgemein üblichen Verwendungsart die Gefahr der Überdosierung nicht sehr hoch eingeschätzt zu werden. Nichtsdestoweniger müssen wir heute als einen Mangel bezeichnen, daß für diese Verfahren eine Dosierung schon aus äußeren Gründen meist nicht durchführbar ist. Für das bestrahlte Ergosterin — in welcher Form auch immer — ebenso auch für Präparate wie bestrahlte Trockenhefe, bestrahltes Trockeneigelb, für mit bestrahltem Ergosterin aufgeladenes Mehl usw. ist die Kenntnis einer genauen Dosierung, eine Standardisierung der Präparate unbedingt erforderlich. Denn nur im Besitze der notwendigen Daten läßt sich eine zielsichere Prophylaxe und Therapie mit Erfolg durchführen und das Auftreten von Überdosierungserscheinungen mit Sicherheit vermeiden. Bei dem heutigen Stand der Forschung kommen für die Standardisierung chemische, physikalische Verfahren nicht, sondern ausschließlich das biologische Tierexperiment in Betracht. Ungeachtet der Schwierigkeiten, die auch dieser Methode anhaften, liefert sie bei strikter Einhaltung bestimmter Kautelen doch die gewünschten Ergebnisse und läßt eine zuverlässige Schätzung der antirachitischen Kraft einer Substanz zu.

Zur Zeit stehen noch verschiedene Methoden in Gebrauch. Auch für die Berechnung der antirachitischen oder sogenannten klinischen Einheit fehlt noch ein gleichmäßiges Vorgehen. Es ist dringend zu wünschen, daß hier — vielleicht unter Mithilfe des geeignetsten Forums, der Deutschen Pharmakologischen Gesellschaft — bald Wandel geschaffen und ein einheitliches Verfahren ausgearbeitet und allgemein anerkannt wird. Die neuerdings in Amerika durchgeführte Einstellung des Titers von bestrahlten Ergosterinpräparaten auf Lebertraneinheiten, wie dies schon früher von Poulsson ganz allgemein empfohlen wurde, erscheint mir besonders zweckmäßig.

Drückt man die Dosen des bestrahlten Ergosterins — was angesichts der verschieden intensiven Bestrahlungsverfahren und der dementsprechend auch wechselnden Ausbeute an aktivem Ergosterin, nur cum grano salis zulässig ist — in absoluten Gewichtseinheiten aus, so hat nach unserem letzten, heute bereits allgemein angenommenen Vorschlag als therapeutische Maximaldosis für das Säuglings- und Kleinkindesalter 1 mg (entsprechend etwa 12 Tropfen Vigantolöl, 30 Tropfen Radiostoöl, 2 Vigantol- oder Radiostoldragées) für das Erwachsenenalter 5 mg pro die zu gelten, die für eine sichere Heilung ohne die Gefahr einer Überdosierung verbürgt. Bei manifester Tetanie und schwerer Rachitis können ausnahmsweise zu Beginn der Behandlung vorübergehend 2—3 mg verabreicht werden, wie auch überhaupt die Dosen jeweils dem zu behandelnden Falle angepaßt werden dürfen.

Die sichere und rasche therapeutische Wirkung der bestrahlten Ergosterinpräparate unterliegt keinem Zweifel mehr. Da bei geeigneter Dosierung auch Schädigungen nicht mehr zu befürchten sind, so nehmen wir keinen Anstand, diese Form der indirekten Strahlentherapie heute als die Methode der Wahl zu bezeichnen, zumal sie — zumindest unter den zur Zeit noch obwaltenden Verhältnissen — auch die wirtschaftlichste zu sein scheint. Hiermit soll jedoch keineswegs behauptet werden, daß andere Verfahren nicht ebenso sicher die rachitisch-tetanische Erkrankung zu beheben imstande wären. Wir brauchen nur auf die direkte Bestrahlung als ein mindestens ebenso zuverlässiges antirachitisches Verfahren, aber auch auf ein standardisiertes, entsprechend aktives Lebertranpräparat zu verweisen. Allein diese Verfahren sind teuer, in ihrer Durchführbarkeit meist umständlicher als die Zufuhr bestrahlter Ergosterinpräparate, um sie für die Praxis über diese stellen zu können.

Wie steht es nun mit der Frage der Milchbestrahlung? Vor der Entdeckung des bestrahlten Ergosterins als eines dosierbaren, haltbaren und äußerst aktiven Antirachitikums hat die bestrahlte Milch — auch nach unserem eigenen Vorschlag — noch eine größere Bedeutung gehabt. Zur Zeit ist sie mehr nur für die Prophylaxe zu diskutieren, als Therapeutikum erwies sie sich, zumindest bei der heute üblichen Bestrahlung der Frischmilch in besonderen Apparaten weniger zuverlässig als das bestrahlte Ergosterin. Das antirachitisch wirksamere, da bei längerer Expositionsdauer bestrahlte Milchpulver scheidet wegen seiner Kostspieligkeit aus. Für die Prophylaxe, für die Allgemeinbekämpfung der Rachitis hat die bestrahlte Frischmilch — dies muß ausdrücklich zugegeben werden — unzweifelhaft ihre Vorzüge: sie bedeutet eine bequeme bei zentralisierten Milchbetrieben, so naturgemäß nur in Städten mit großen Molkereien, Milchküchen eine sogar zwangsläufige Prophylaxe, bei der die Überdosierungsgefahr völlig wegfällt. Gerade dieser Punkt muß aber als ein wichtiger Vorzug der Methode gewertet werden. Im Falle der viel wirksameren bestrahlten Ergosterinpräparate besteht die Möglichkeit, daß die niedrigere, vorgeschriebene Dosierungsvorschrift nicht eingehalten, und so bei der langen Dauer der Prophylaxe, die sich über Monate, zumindest über den ganzen Winter hinzieht, infolge Kumulation doch eine Schädigung gesetzt wird. Bei der Therapie ist dies schon wegen der kurzen Dauer der Behandlung und auch wegen der bestehenden Erkrankung, die viel höhere Gaben beansprucht und eine Überdosierung sehr erschwert, nicht zu befürchten. Überdies könnte die Prophylaxe mit bestrahlter Milch auch sehr billig gestaltet werden. Dieses Entwicklungsstadium ist indessen bisher nicht erreicht worden. Immer noch beansprucht die Milchbestrahlung, hauptsächlich infolge der außerordentlich, oft unberechtigt schweren Lieferungsbedingungen der Herstellerfirmen der Apparate so viel Kostenaufwand, daß die berechtigte Forderung nach einer möglichst billigen bestrahlten Frischmilch heute nicht als erfüllt gelten kann. Wir zweifeln jedoch nicht daran, daß, sobald das Milchbestrahlungsverfahren den Reiz der Neuheit verliert, bei gesunkenem Interesse auch der wirtschaftliche Gesichtspunkt mehr zum Durchbruch gelangen wird. Selbst dann bleibt aber immer noch zu beachten, daß der Methode auch erhebliche Nachteile anhaften. Sie ist nicht absolut zuverlässig, sie läßt keine übersichtliche Dosierung zu, rechnet nicht mit dem wahrscheinlich wechselnden Gehalt der Milch an aktivierbarem Ergosterin, kann bei Brustkindern nicht durchgeführt werden, erhöht die Gefahr der einseitigen Milchüberfütterung, sie bedeutet auch eine Denaturierung der Milch, die man möglichst vermeiden sollte. Außerdem hängen heute auch noch den Apparaten verschiedene Fehlenquellen an, die die Überwachung darüber erschweren, ob die Milch dauernd von der vollen zu ihrer Aktivierung notwendigen Strahlenenergie erreicht werde.

Viele Mängel der Milchbestrahlungsmethode könnte ein Zusatz von bestrahltem Ergosterin zur Milch wettmachen. Allein auch hier sind noch zahlreiche Schwierigkeiten zu beheben. Das bestrahlte Ergosterin muß mit der Milch gleichmäßig vermischt und ein Aufrahmen, insonderheit eine nachträgliche Konzentrierung des zugesetzten bestrahlten Ergosterins in der Rahmschicht unbedingt verhindert werden. Ölige Lösungen von bestrahltem Ergosterin sind hierfür ungeeignet, da sie sich in der Milch nicht gleichmäßig verteilen lassen. Mit wässerigen oder kolloidalen Aufschwemmungen von bestrahltem Ergosterin, so mit dem gerade als Milchzusatz empfohlenen bestrahlten Ergosterinpräparat »Präformin« (Adam, Kleinschmidt) lassen sich diese Übelstände wohl eliminieren, allein sie sind auch nach unseren eigenen Erfahrungen nicht genügend haltbar. Nach Behebung dieser Schwierigkeiten könnte die mit bestrahltem Ergosterin versetzte Milch bei der Prophylaxe der Rachitis, zumindest in größeren Städten mit mehr oder minder zentralisiertem Molkereiwesen, eine noch wichtige Rolle spielen und dann auch die Milchbestrahlungsmethode völlig verdrängen, wohl allein schon aus dem Grunde, da sie die Milch in ihrem natürlichen, frischen Zustande beläßt und in keiner Weise denaturiert.

Zusammenfassend möchten wir beide Methoden, d. h. die Prophylaxe mit aktivierter Milch, für ausbaufähig, zur Zeit jedoch für eine allgemeine Einführung noch nicht für spruchreif erachten. Hierbei soll jedoch ausdrücklich betont werden, daß wir in der nicht absoluten Zuverlässigkeit eines prophylaktischen Verfahrens kein sehr schwerwiegendes Manko erblicken. Nach unserem Dafürhalten würde man bereits viel erreichen, und der Bogen müßte dann kaum weiter gespannt werden, wenn man nur schwere rachitische Erkrankungen durch ein sonst einwandfreies, d. h. bequemes, nicht sehr aufdringliches gefahrloses und wirtschaftlich leicht allgemein tragbares Verfahren verhüten könnte. Beim heutigen Stand der Rachitislehre können wir hoffen, daß auch dieses Ziel in absehbarer Zeit erreicht wird.

Der hierfür von mancher Seite, abgesehen von den erwähnten Verfahren, noch vorgeschlagene Modus, die kindliche Rachitis auf dem Umwege über den mütterlichen Organismus zu bekämpfen, beim Brustkinde durch Anreicherung des mütterlichen Organismus an Rachitisschutzstoff mittels direkter Bestrahlung oder Zufuhr von bestrahltem Ergosterin, hat sich in der Praxis nicht bewährt. Bei künstlich ernährten Säuglingen, aber auch im späteren Alter könnte die Stelle der durch antirachitische Behandlung der Mutter an Rachitisschutzstoff angereicherten Frauenmilch die Milch von ähnlich behandelten Tieren (Kuh, Ziege) einnehmen. Auch dieser Weg wurde in der letzten Zeit vielfach, indessen wiederum ohne größeren, für die Praxis ausreichenden Erfolg beschritten. Für eine allgemeine Rachitisprophylaxe und Therapie können demnach diese im engeren Sinne indirekten Methoden somit nicht empfohlen werden, und besitzen mehr eine theoretische Bedeutung.

Meine Damen und Herren! Fragen wir am Schlusse meiner Ausführungen zusammenfassend nach dem praktisch-klinisch wichtigsten Ergebnis der neueren Rachitisforschung, so möchten wir es in der genauen Dosierbarkeit des antirachitischen Lichteffektes, in der Durchführbarkeit einer sehr intensiven, sicheren, zuverlässigen, wirtschaftlichen Therapie und in der Aussicht nach einer noch weiter ausbaufähigen zweckentsprechenden Prophylaxe erblicken. Einige noch offene Problemstellungen erhöhen nur weiter den Reiz dieses in der letzten Zeit so erfolgreich gewesenen Arbeitsgebietes.

H. Kreitmair (Darmstadt): Demonstration der experimentellen Rachitis und ihrer Beeinflussung durch bestrahltes Ergosterin an durchsichtigen Spalteholzpräparaten.

Durch das Verfahren von Spalteholz gelingt es, an ganzen Tieren wie an abgeschnittenen Extremitäten die Verkalkungsvorgänge der wachsenden Knochen bei experimenteller Rachitis und ihrer Beeinflussung durch bestrahltes Ergosterin sichtbar zu machen. Die Knochenfärbung wurde mit verdünnter Alizarinlösung vorgenommen, die Präparate sind in eine Mischung von drei Teilen Benzoesäure- und vier Teilen Salizylsäure-Methylester eingelegt.

Außer Ratten, dem Testobjekt für den Nachweis und die Auswertung von Vitamin D, werden auf gleiche Weise präparierte Hühnerküken gezeigt, bei denen nach der vom Vortragenden auf der Pharmakologentagung 1927 geschilderten Methode Beinschwäche künstlich erzeugt bzw. durch bestrahltes Ergosterin verhindert wurde.

Die Methode könnte wegen ihrer absoluten Eindeutigkeit zur Standardisierung von Vitamin D-Präparaten benutzt werden, wenn sie nicht so langwierig und teuer wäre; doch kann man sie bei der Gehaltsbestimmung besonders wichtiger Präparate zur Sicherung der Röntgen- oder der histologischen Diagnose benutzen.

V. Demole und K. Fromherz (Basel): Serumcalcium und Organverkalkungen unter der Wirkung von bestrahltem Ergosterin.

Bei chronisch mit bestrahltem Ergosterin gefütterten Tieren wird am Ende der Versuchsperiode das Serumcalcium bestimmt und die gefundenen Werte mit den anatomischen Befunden verglichen. Ratten zeigen bei schweren Organveränderungen eine deutliche Steigerung des Serumcalciums. Bei Hunden sind auch bei hohen Dosen Organveränderungen nicht nachweisbar, obwohl man gleichzeitig eine starke Erhöhung des Serumcalciums findet. Bei einmaligen Dosen von etwa 10 mg/kg findet man bei Katzen und Kaninchen regelmäßig geringe Steigerung des Serumcalciums, dabei aber schwerste Organverkalkungen. Hunde zeigen auch bei dieser Versuchsanordnung nur sehr geringe Organveränderungen bei sehr bedeutenden Steigerungen des Serumcalciums. Da die Hunde deshalb viel höhere Dosen vertragen als Katzen, Kaninchen und Ratten (100 mg/kg vom Hund ertragen, 10 mg/kg für Kaninchen und Katzen tödlich) eignen sich diese Tiere zum Studium dieser Wirkung. Die Steigerung des Serumcalciums ist von der Dose abhängig: 6 mg/kg ist an der Grenze der Wirksamkeit. 10—20 mg/kg verursachen Steigerungen auf 14—16 mg% von 8—10 tägiger Dauer. 40—100 mg/kg steigern das Serumcalcium auf 17—20 mg%. Die Dauer der Wirkung ist sehr protrahiert bis zu 3 Wochen. Die Wirkung auf das Serumcalcium ist recht konstant und der antirachitischen Wirkung parallel, so daß es durchaus möglich wäre auf sie eine biologische Wertbestimmung zu gründen. Auch bei Untersuchung verschieden lang bestrahlter Ergosterinpräparate am Hund erweist sich die Wirkung auf das Serumcalcium der antirachitischen Wirkung bei der Ratte parallel. Dieser Befund kann als weitere Stütze für die Annahme aufgefaßt werden, daß Calcium-wirkungen, Organverkalkungen und antirachitische Wirkung durch dieselbe Substanz verursacht werden. Andererseits ist aus dem Vergleich der Wirkungen an Kaninchen, Katze und Ratte einerseits, am Hund andererseits der Schluß berechtigt, daß die Steigerung des Serumcalciums allein nicht genügt, um die Organverkalkungen, die unter der Wirkung des bestrahlten Ergosterins be-obachtet werden, zu erklären. Dazu dürfte ein zweiter in den Geweben liegender Angriffspunkt anzunehmen nötig sein.

W. Heubner (Düsseldorf): Calcium- und Phosphatanalysen an vita-sterin-vergifteten Kaninchen.

An einer Anzahl von Kaninchen, die mit verschiedenen, doch in toxischer Höhe liegenden Dosen von bestrahltem Ergosterin gefüttert worden waren, wurden Analysen des Calciumgehaltes der wichtigsten Organe ausgeführt. Es fanden sich entsprechend den histologischen Befunden vielfach Erhöhungen dieses Wertes bis zum 10-, selbst 100fachen Betrage der Norm (Maximum 2,8 % Ca in einer Aorta nach 18 tägiger Fütterung von täglich 5 mg). Außer in den Aorten wurden abnorm hohe Werte gefunden in Nieren, Lungen, Herzen und ausnahmsweise im Gehirn, dagegen niemals in der Muskulatur und in der Leber. Anhaltspunkte für eine Kalkanreicherung im Gewebe vor Ausbildung histologisch erkennbarer Verkalkungsherde wurden nicht gefunden.

Bilanzversuche an milchgefütterten Tieren führten zu keinem eindeutigen Ergebnis; einen bestimmten Einfluß auf die Höhe der Gesamtausscheidung des zugeführten Calciums schien das bestrahlte Ergosterin nicht auszuüben.

Einer Anregung Haffners folgend, wurden Phosphatbestimmungen im Blutfiltrat an hungernden Tieren ausgeführt. Es zeigte sich nach etwa 5 Stunden eine Verminderung, dann ein allmähliches Ansteigen der Phosphatwerte bis zum Ende des zweiten Tages nach einmaliger Fütterung von bestrahltem Ergo-sterin; das Maximum betrug etwa 200 % des Normalwertes. In einem gewissen Dosenbereich scheint der Anstieg des Phosphats der angewandten Dosis des bestrahlten Ergosterins einigermaßen parallel zu laufen.

E. Poulsson (Oslo): Über das Vorkommen des antirachitischen Vita-mins in Fischleberölen.

Die beiden fettlöslichen Vitamine A und D sind bei den höherstehenden Tieren notwendig für das normale Wachstum und den Aufbau des Körpers, Vitamin D besonders für die Ossifikation des Gerippes und seinen Kalkgehalt. Infolgedessen kommen diese Vitamine am reichhaltigsten in den für die Er-nährung der Jungen in der ersten Lebensperiode bestimmten physiologischen Produkten vor, also in der Milch der Säugetiere, den Eiern der Vögel und vor allen Dingen im flüssigen Leberfett der Fische, von wo aus sich die Vita-mine dem Ei und dem Samen mitteilen. Daß die Fische vor anderen Tieren so reichlich mit diesen Vitaminen versehen sind, läßt sich wohl aus zwei ihnen charakteristischen Umständen erklären. Erstens ist ihre Fruchtbarkeit enorm.

In der Laichzeit liefern sie jemalig Zehntausende oder Millionen von Eiern, der Rogendorsch nach Brehm etwa 9 Millionen. Zweitens werden die Eier sehr frühzeitig, nämlich unbefruchtet, von der Mutter ausgeschieden; sie werden in das Wasser gelassen, um dort mit dem Samen zusammenzutreffen. Verschiedene, dem Dorsch näher oder ferner stehende Fische sind ebenfalls untersucht worden und, wie sich herausgestellt hat, liefern sie einen Lebertran, der dem des Dorsches, praktisch betrachtet, gleichwertig ist oder diesen an Vitaminreichtum oft noch übertrifft. Das Leberöl des einzigen im Süßwasser lebenden Mitglieds der Dorschfamilie, der Quappe oder Aalquappe (Lota vulgaris), die über den größten Teil Europas allgemein verbreitet und in Tirol bis hinauf zu 1200 m ü. M. zu finden ist, enthält — vielleicht weil ihre Nahrung in großem Umfange aus dem Rogen anderer Fische besteht — sogar 8 mal so viel antirachitisches Vitamin wie der gewöhnliche Dorschlebertran.

Eine Sonderstellung nehmen in mehrfacher Beziehung die Haifische ein. Ein bedeutsamer Unterschied besteht darin, daß die Haitrane, wenigstens die der bisher untersuchten Arten, weit mehr Vitamin A als der Dorschlebertran enthalten. So hat der Tran des großen Eishais (Somniosus microcephalus) einen etwa 2 mal so hohen, der Tran des kleinen, von allen Haien Europas am häufigsten vorkommenden Dornhais (Acanthias vulgaris) einen etwa 8 mal so hohen Gehalt an Vitamin A wie der Dorschlebertran.

Eine Überraschung bot das Vitamin D. Der Gehalt an diesem Vitamin betrug im Tran der beiden erwähnten Arten nach den vorläufigen Untersuchungen etwa $1/10$ des im Dorschlebertran vorhandenen. Dieselbe Beobachtung machte man an dem gewaltigen, im Gegensatz zu seiner übrigen Familie sehr friedlichen Riesenhai (Selache maxima), ferner an ein paar Rochenarten und schließlich an dem merkwürdigen, der Familie der Seedrachen angehörigen Fisch »Spöke« oder Gespenst, dem Linné den prachtvollen Namen Chimaera monstrosa gab, einem gefräßigen Fisch verdächtigen Aussehens; die norwegischen Fischer nennen ihn »Spiritist«. Hier war der Befund überall derselbe: sehr wenig D. Anfangs erschien mir dies sehr auffallend. Die einfache Erklärung hierfür ist jedoch natürlich in dem Umstand zu suchen, daß alle diese Arten den sogenannten Knorpelfischen angehören, deren Gerippe aus Knorpel und Bindegewebe besteht. Hier läge nun der Einwand nahe, daß es von der Natur unzweckmäßig sei, diese Fische überhaupt mit einem Ossifikations- und Calcifikationsvitamin, für das sie ja keinen Gebrauch haben, auszustatten. Eine nähere Untersuchung der zoologischen Spezialliteratur sagt uns jedoch, daß der Name Knorpelfische nicht ganz buchstäblich zu verstehen sei. Denn es finden sich in der Wirbelsäule mehrerer dieser Arten spärliche netzartige Verknöcherungen oder Ablagerungen von Kalk. Ferner ist die Haut in größerem oder geringerem Umfang mit teilweise verknöcherten Schuppen (Placoidschuppen) besetzt, die gewissermaßen ein äußeres Gerippe darstellen, und schließlich sind diese Fischarten gewöhnlich im Besitz einer reichlichen Menge kalkhaltiger Zähne. Alles dies zusammen bildet jedoch im Vergleich zu dem soliden Gerippe der Knochenfische nur eine geringfügige Masse. Es tritt uns also hier eine neue Bestätigung für die alte Erfahrung des zweckmäßigen und harmonischen Waltens der Natur entgegen: den Knorpelfischen hat sie nur eine gewisse Menge, also keinen unnützen Überfluß des antirachitischen Vitamins verliehen.

Interessant ist ferner das verschiedene Verhalten der Fischtrane der ultravioletten Bestrahlung gegenüber. Die antirachitische Wirkung des Dorschlebertrans wird durch Bestrahlung nicht verstärkt. Der Fisch hat schon die Vorstufen oder Provitamine vollständig ausgenutzt. Die antirachitische Wirkung des Haitrans dagegen wird durch die Bestrahlung stark erhöht. Der Fisch besitzt also Provitamine in überflüssiger Menge, verarbeitet aber nur die eben erforderliche geringe Quantität.

In dieser Sitzung wurde ein weiteres Referat, sowie die folgenden Vorträge gehalten, über die ein ausführlicher Bericht in der Zeitschrift »Strahlentherapie« 1929, Bd. 34, Hft. 3 abgedruckt ist.

Mohr (Kiel): Licht und Rachitis. Physikalischer Teil (Referat). Alfred Gigon (Basel): Licht und Kohlenhydratstoffwechsel. A. Hottinger (Düsseldorf): Zur Wirkungsweise des D-Faktors. Friedrich Holtz: Die Photoaktivierung des Ergosterins zum antirachitischen Vitamin D. J. van Niekerk und J. W. R. Everse (Leiden): Ein einfaches Röntgenverfahren bei der Standardisierung von Vitamin-D-Präparaten. K. Huldschinsky (Berlin): Rachitisprophylaxie mit ultraviolettdurchlässigen Glühlampen. B. Rajewsky (Frankfurt): Über die Strahlenreaktion des Eiweißes. Erika Sutter (Berlin): Der Einfluß des Großstadtdunstes auf das Strahlungsklima, insbesondere im Ultraviolett.